Neuere Forschung aus Deutschland

Eine sehr genaue und verlässliche Studie zur Hochsensibilität (Ausgangsthema Sensorische Verarbeitungssensitivität, ▸ **siehe Seite 138**) wird seit 2014 von der Diplompsychologin Sandra Konrad an der Helmut-Schmidt-Universität in Hamburg in der Professur für Persönlichkeitsentwicklung und Psychologische Diagnostik durchgeführt. Aufgrund der hohen Teilnehmerzahl (3 600 Erwachsene) wird diese Studie wohl auch für die nächsten Jahre wegweisend bleiben. Die Studie bestätigt zu großen Teilen die HSP-Messskala von Aron. Abweichend von Aron, bei deren Diagnose für Hochsensibilität nur ein wichtiges Kriterium von mehreren zutreffen muss, sind nach dieser Studie folgende drei Faktoren ein Muss für Hochsensibilität:

- Leichte Erregbarkeit: »Stimmungen anderer Menschen beeinflussen mich.«
- Ästhetische Sensibilität: »Ich habe eine feine Wahrnehmung für unterschwellige Dinge in meiner Umgebung.«
- Niedrige sensorische Reizschwelle: »Ich fühle mich leicht überwältigt von intensiven Reizen wie starkem Lärm.«

Bislang geht man davon aus, dass etwa 70 Prozent aller Hochsensiblen tendenziell eher introvertiert und vorsichtig sind und mehr Zeit für Entscheidungsprozesse benötigen. Zirka 30 Prozent sind dagegen eher extrovertiert, risikofreudig, aktiv und neu-

d damit vielleicht ein höher... ur zweiten Gruppe gehören könnte als bisher angenommen. Das schließt mit ein, dass sich Hochsensible weit mehr als »normale« Menschen Situationen aussetzen, die sehr anstrengend sind. Weil sie in den meisten Fällen aber gar nicht wissen, dass sie hochsensibel sind, leben sie sozusagen gegen ihre Natur. Das führt zu Überlastung und Erschöpfung.

Im deutschsprachigen Raum fand im Jahr 2015 der erste HSP-Kongress für Fachleute und Betroffene in Münsingen bei Bern in der Schweiz statt. Damit hat das Thema auch hierzulande endlich ein öffentliches wissenschaftliches Forum erhalten. Auf weitere Forschungsergebnisse dürfen wir gespannt sein.

So empfinden Hochsensible

Jeder Mensch, ob normal- oder hochsensibel, nimmt bis zu 95 Prozent aller Reize aus seiner Umgebung unbewusst auf. Hochsensible nehmen aber in derselben Zeiteinheit noch mehr Reize unbewusst auf. Dementsprechend muss ihr Reizverarbeitungssystem auch mehr Einflüsse verarbeiten.

Das Nervensystem eines Hochsensiblen lässt sich mit einem jederzeit offen stehenden Haus für Nachbarn, Freunde, Kinder und

Tiere vergleichen, die vom Hausbesitzer empfangen, bewirtet, angehört und unterhalten, vielleicht auch beraten werden. Dadurch ist es dauerhaft gefordert. Geräusche, Gerüche, Licht, Farben, Gefühle, Stimmungen, Interaktionen und vieles mehr dringen ununterbrochen ein.

Auf der einen Seite bedeutet dies eine immense Bereicherung, auf der anderen Seite aber eine fast nicht zu bewältigende Aufgabe

Diese Reize empfinden hochsensible Menschen stärker als Normalsensible.

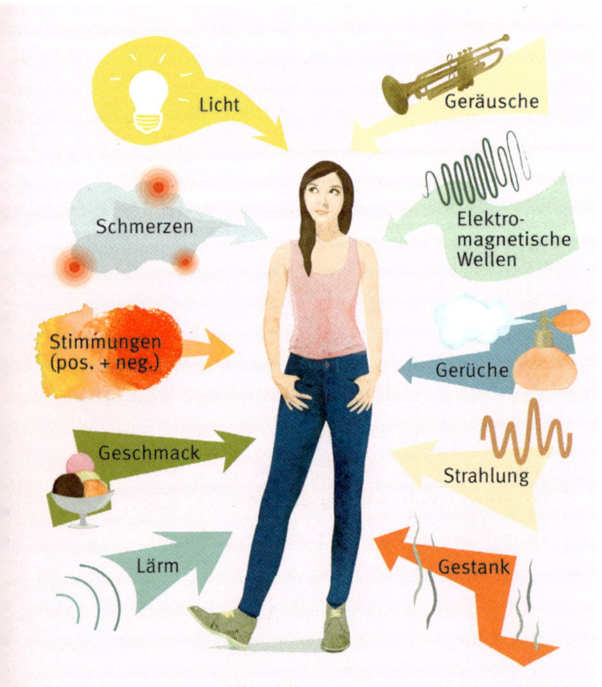

– zumindest dann, wenn keine ausreichende Unterstützung vorhanden ist. Um bei dem Bild des offenen Hauses zu bleiben: Der Gastgeber benötigt helfende Hände, zum Beispiel seine Familie, die ihn bei der Bewirtung der vielen Gäste unterstützt, vielleicht auch einen Koch und jemanden, der das schmutzige Geschirr abräumt. Entsprechend benötigt ein hochsensibler Mensch Pausen, um die Einflüsse sortieren und verarbeiten zu können. Das permanente Einströmen der Reize ist auf Dauer nämlich sehr erschöpfend. Der Gastgeber wird die Tür seines Hauses irgendwann einmal schließen wollen – und sei es spät in der Nacht. Analog dazu ist für den Hochsensiblen ein stärkeres Rückzugsbedürfnis normal, um die aufgenommenen Reize überhaupt verarbeiten zu können.

Typische Merkmale bei Hochsensiblen

Jeder hochsensible Mensch ist ein Individuum und hat seine persönliche Biografie, seine besonderen Vorlieben und Eigenschaften. Dennoch zeigt die Praxis, dass folgende typische Merkmale bei Hochsensiblen stärker als bei Normalsensiblen ausgeprägt sein oder intensiver – seelisch und körperlich – gefühlt werden können.

- Die **sensorische Empfindlichkeit** auf allen Sinnesebenen, unter anderem für Lärm, Gerüche, Lichteffekte, Gewürze und Geschmacksverstärker, kratzende Stoffe oder

Nähte auf der Haut, Medikamente, Koffein oder Drogen.

- Das **Gefühl für Schwingungen bezüglich Emotionen.** Die Schwingungen können sowohl bei anderen Menschen als auch in Bezug auf die eigenen Gefühle sehr leicht und zutreffend erfasst werden.
- Die Sensibilität für Veränderungen im eigenen Körper (= sogenanntes **Inneres Fühlen**), etwa wenn sich eine Grippe oder eine seelische Veränderung ankündigt. Hochsensible spüren die Veränderungen früher und intensiver als Normalsensible. Das kann auch die Ahnung für eine beginnende Melancholie oder ein euphorisches Empfinden sein.
- **Klimawechsel oder Temperaturschwankungen** hinterlassen stärkere Spuren bei Hochsensiblen als bei Normalsensiblen.
- **Plötzliche Veränderungen** wie beispielsweise Terminverschiebungen belasten und beschäftigen Hochsensible stärker.
- Hochsensible sind kreativ, schnell aufgeregt oder auch erregt.
- Sie sind eher Einzelgänger als in einer Gruppe anzutreffen.
- Sie besitzen einen ausgeprägten Gerechtigkeitssinn und ein reges Innenleben.
- Sie stellen an sich einen hohen Perfektionsanspruch.
- Des Weiteren sind Hochsensible **harmoniebedürftig**. Streit oder heftige Diskussionen werden als äußerst anstrengend empfunden und körperlich als geradezu unerträglich verspürt. So kann bereits eine erhobene Stimme als physischer Schmerz gefühlt werden.
- Darüber hinaus ist zu beobachten, dass viele hochsensible Menschen ein **schwaches Selbstbewusstsein** haben. Es resultiert aus der Erfahrung, dass sie sich ein Leben lang »falsch« gefühlt haben. Egal, welchen Weg sie auch einschlagen, das Finden des eigenen Platzes und der Aufgabe im Leben gelingt ihnen nicht. Das Grundgefühl, gegen die Welt und die gesellschaftlichen Vorgaben anzurennen, erzeugt in ihnen Verwirrung, Machtlosigkeit, Schuldgefühle und Scham.

AUS DER PRAXIS

BETROFFENE BERICHTEN

Lisa, 45 Jahre: *»Jetzt weiß ich endlich, warum ich mich schon mein ganzes Leben anders fühle.«*

Hanne, 63 Jahre: *»Ich war einfach anders als andere. Schon als Kind. Ich war ein sehr schüchternes Kind und hatte meine eigene Fantasiewelt.«*

Robert, 23 Jahre: *»Ich entdecke immer wieder Parallelen zu den Beschreibungen der Hochsensibiltät. Da ist die Aufnahme der Gefühle anderer Menschen. Stimmungen in Gruppen spüre ich sofort.«*

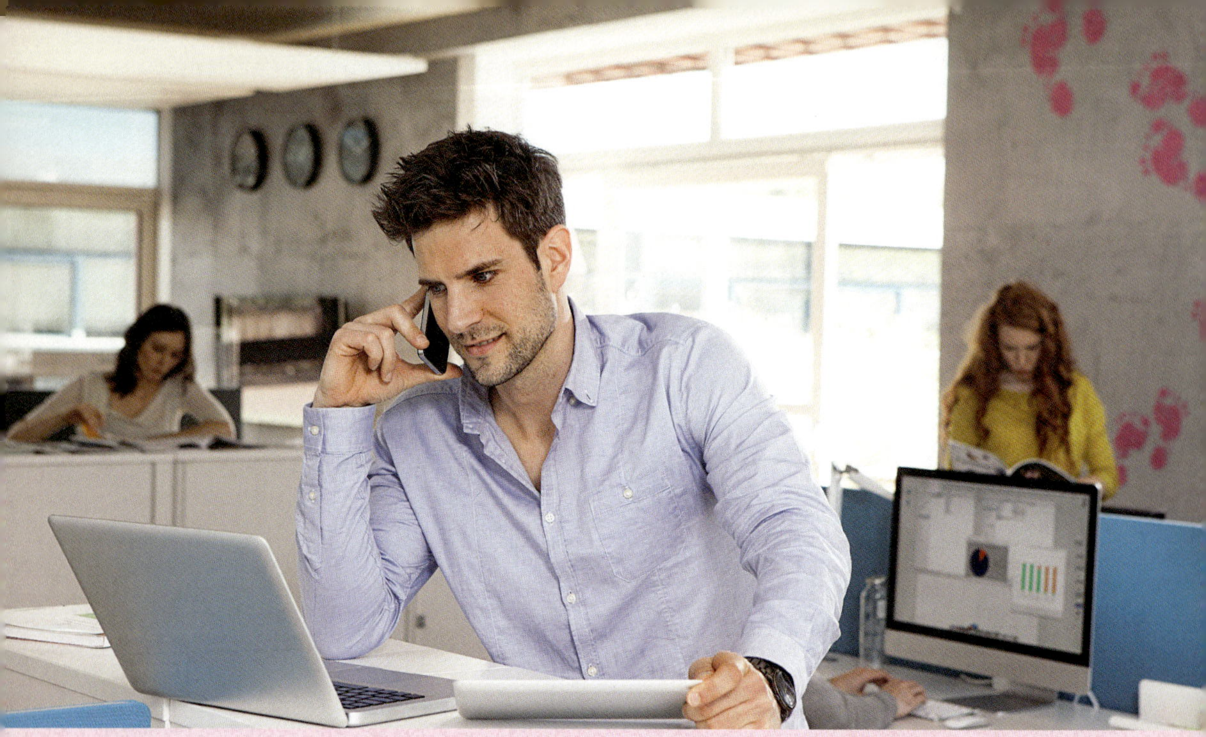

DIE ERSTEN 6 SCHRITTE NACH DEM ERKENNEN

Aus eigener Erfahrung wissen wir, die Autorinnen, dass sich das Phänomen der Hochsensibilität einem selbst in mehreren – teils zögerlichen und skeptischen – Schritten erschließt. Man schnappt den Begriff irgendwo auf, googelt sich durch das Thema und ist hin- und hergerissen zwischen dem Aha-Erlebnis und den Zweifeln daran. Existiert diese Veranlagung wirklich oder bildet man sich etwas ein? Aus eigener Erfahrung und aufgrund vieler Gespräche mit anderen Hochsensiblen im Lauf der letzten Jahre wissen wir um die verschiedenen Phasen, die man in diesem Prozess durchschreitet. Das Annehmen der Erkenntnis braucht Zeit und vollzieht sich in Etappen. In diesem Kapitel möchten wir die wichtigsten Schritte rund um das Erkennen der eigenen Hochsensibilität aus dem HSP-4-Phasen-Integrationsmodell von Cordula Roemer vorstellen.

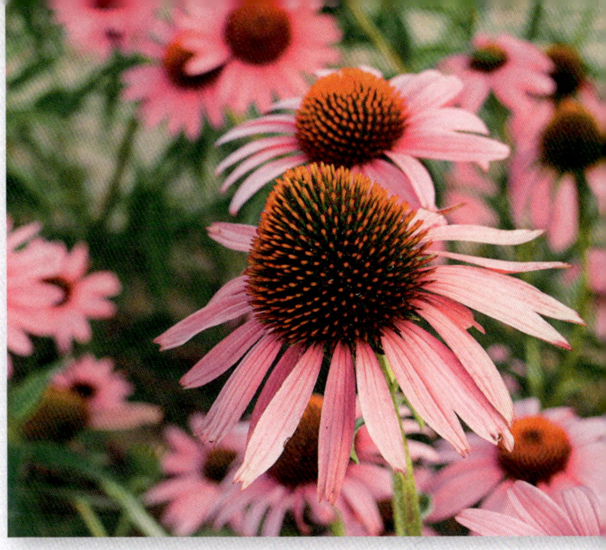

SERVICE

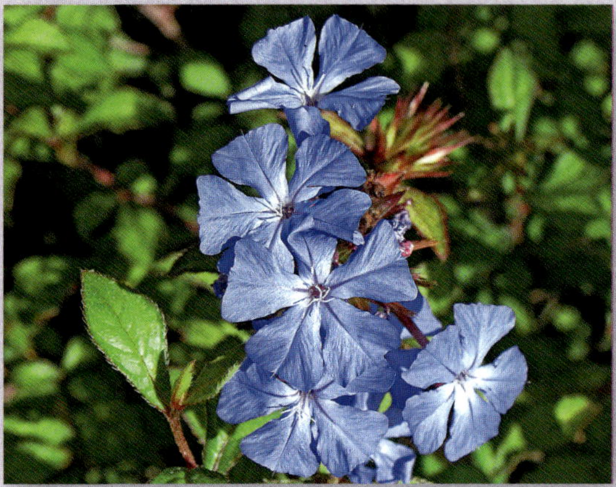

DR. MED. SUZANN KIRSCHNER-BROUNS
Ärztin und Medizinjournalistin

CORDULA ROEMER
Diplom-Pädagogin, Coach für Hochsensible

»Die eigene Hochsensibilität erkennen ist wie nach Hause kommen.«

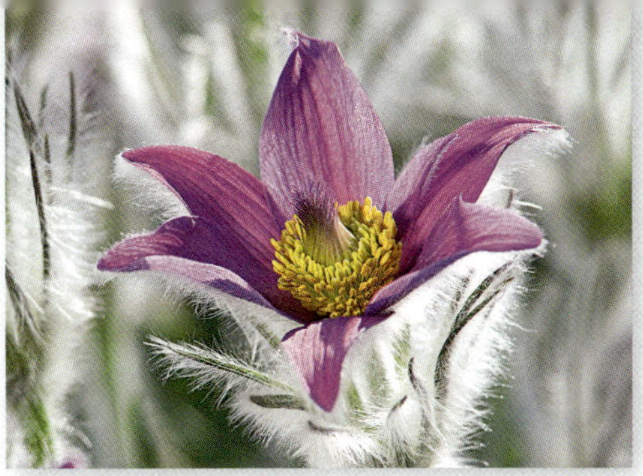

ENDLICH ANKOMMEN

Sie haben kürzlich erkannt, dass Sie hochsensibel sind. Möglicherweise sind Sie tief berührt, skeptisch oder ein wenig ratlos, was diese Erkenntnis für Sie und Ihren Alltag nun bedeutet. Verhaltensweisen, mit denen Sie in Ihrer Umgebung stets auf Unverständnis stießen, wie das Bedürfnis, allein zu sein, oder die Fähigkeit, emotionale Stimmungen in einem Raum fühlen zu können, erhalten nun eine ganz andere Bedeutung und Qualität. Dazu zählen auch körperliche und seelische Beschwerden, die Sie vielleicht bisher nicht Ihrer Hochsensibilität zuschrieben.

Das Wissen um die eigene Hochsensibilität kann das Leben gewaltig durcheinanderwirbeln. Oft ist es der Anfang einer langen Reise zu sich selbst, die große lebensverändernde Entscheidungen nach sich zieht, etwa einen Berufs- oder Wohnungswechsel. Das Annehmen der Hochsensibilität sowie die Prozesse und Entscheidungen, die sich daraus ergeben können, brauchen Zeit. Ihr Alltag aber geht morgen weiter.

Darum möchten wir Sie heute schon mit diesem Ratgeber in Ihrer Hochsensibilität begleiten. Wir informieren Sie über die nächsten Schritte und beantworten die drängendsten Fragen. Auch haben wir einen großen Praxis-Teil zusammengestellt. Hier finden Sie sanfte Unterstützung für die belastenden Aspekte Ihrer Hochsensibilität durch Homöopathie, Bach-Blüten und Phytotherapie sowie Übungen für körperliche und seelische Belastungen. Schauen Sie, was Sie anspricht.

Das Wichtigste bei der Entdeckung und Integration der eigenen Hochsensibilität ist, dass Sie immer genauer erkennen und fühlen können, wer Sie sind, was Ihnen guttut und womit Sie sich (wieder) wohlfühlen können.

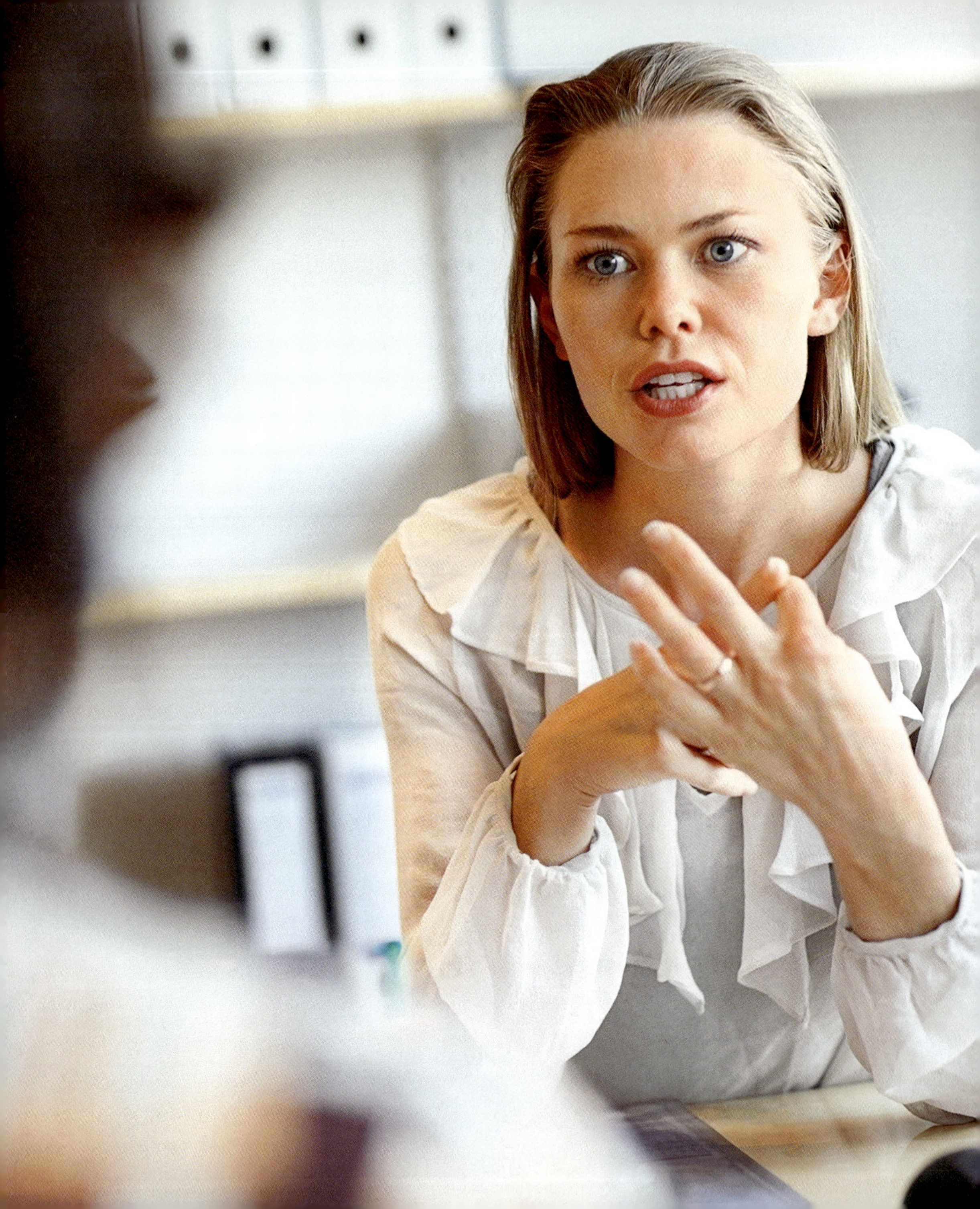

HOCHSENSIBILITÄT – EINE CHARAKTER-EIGENSCHAFT

ZU ALLEN ZEITEN GAB ES HOCHSENSIBLE, DIE AUFMERKSAMER AUF IHRE UMGEBUNG REAGIERTEN ALS ANDERE. IN DIESEM KAPITEL INFORMIEREN WIR SIE ÜBER DIE WISSENSCHAFTLICHEN HINTERGRÜNDE UND BEGLEITEN IHR NEUES WISSEN UM IHRE HOCHSENSIBILITÄT IN SECHS SCHRITTEN.

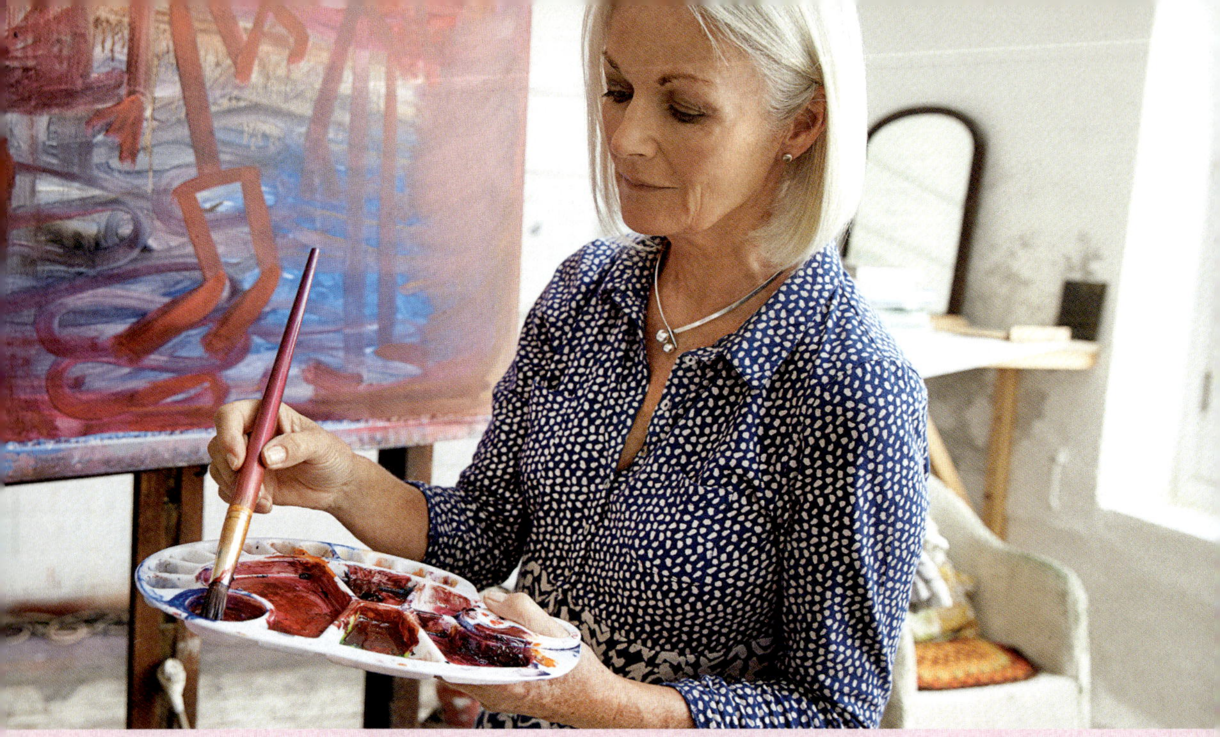

ICH BIN HOCHSENSIBEL – WAS BEDEUTET DAS?

Hochsensible Menschen besitzen ein »durchlässigeres« Nervensystem als Normalsensible. Das heißt, dass sie mehr innere und äußere Reize im gleichen Zeitraum aufnehmen und sie komplexer und tiefgründiger verarbeiten als Normalsensible.
Der Alltag eines hochsensiblen Menschen ist davon geprägt, dass er mehr sieht, riecht, hört, schmeckt und fühlt als ein Normalsensibler. Auch Stimmungen und Veränderungen, die sozusagen »in der Luft liegen«, in der Umgebung oder im Körperinneren, werden sehr rasch und intensiv wahrgenommen. Das Empfinden für Organerkrankungen ist stark ausgeprägt.
Auch das vernetzte, ganzheitliche Denken ist bei Hochsensiblen außergewöhnlich intensiv. Das besondere neuronale System verfügt durch die erhöhte Reizaufnahme über eine Menge an Informationen, die entspre-

chend vielschichtig verarbeitet werden. Hochsensible Menschen haben daher unter anderem die Fähigkeit, komplexe Situationen zum Beispiel in einer Gruppe zu erkennen und zu erfühlen.
Weltweit besitzen 15 bis 20 Prozent der Menschen, unabhängig von Geschlecht und Kultur, diese besondere Disposition. Hochsensibilität wird vererbt. Sie ist weder eine Störung noch eine Krankheit.

Hochsensibilität in der Forschung

Der russische Mediziner und Physiologe Iwan Pawlow (1849–1936) stieß bereits Anfang des letzten Jahrhunderts auf das Phänomen der Hochsensibilität. In seinen Versuchen zur Belastbarkeit bei Menschen beobachtete er, dass 15 bis 20 Prozent der Testpersonen auf akustische Reize völlig anders reagierten als bei dieser Art Experiment üblich. Die Schmerzgrenze für »Lärm« war bei diesen Menschen extrem viel niedriger. Sie konnten die Geräusche schon nach kürzester Zeit nicht mehr ertragen. Die anderen Testpersonen reagierten auf den Lärm hingegen erst viel später mit körperlichen Symptomen wie Muskelanspannung, Schwitzen oder Wegdrehen.
Damit bildeten die Hochsensiblen eine separate Gruppe, die komplett aus der Normalverteilungskurve herausfiel. Diese Beobachtung spricht dafür, dass Hochsensibilität eine genetische Charaktereigenschaft und kein erlerntes Verhalten ist.

Der sensible Mensch

Der Schweizer Theologe und Psychiater Eduard Schweingruber (1899–1975) beschrieb die Wesensmerkmale der Hochsensibilität 1945 unter dem Titel »Der sensible

INFO

HOCHSENSIBLE IN FRÜHEREN GESELLSCHAFTEN

Entwicklungsgeschichtlich betrachtet waren hochsensible Menschen diejenigen, die aufgrund ihrer Feinfühligkeit Gefahren früher und umfassender bemerkt und dadurch das Überleben der Gruppe gesichert haben. Das führte dazu, dass ihnen in der Gesellschaft eine besondere Rolle und Stellung zufiel. Sie waren die Weisen, Gelehrten und Berater an den Fürsten- und Königshäusern. Weitere historisch beschriebene Berufe waren unter anderem Astrologen, Lehrer, Forscher, Künstler, Heiler, Schamanen, Hebammen oder Seher. Bis heute sind kreative und soziale Berufe die Domäne der Hochsensiblen, darunter auch Musiker, Schriftsteller oder Modedesigner.

Mensch« und damit mehr als fünfzig Jahre vor der Pionierin der Hochsensibilität, der amerikanischen Psychologin Elaine Aron (geb. 1944). Und noch ein Forscher ist auf diesem Feld aktiv: der amerikanische Psychologe Jerome Kagan (geb. 1929).
Er führte Versuche mit Kindern durch, dabei setzte er Säuglinge verschiedenen intensiven Reizen aus und beobachtete ihre Reaktionen. Etwa 20 Prozent der Babys reagierten außergewöhnlich stark. Sie versuchten, den für sie anscheinend unerträglichen Reizen durch körperliche Reaktionen wie Zappeln, Schreien oder Weinen zu entkommen. Auch die objektiv messbaren Parameter unterschieden sich in der Frühzeitigkeit des Auftretens und der Intensität der Werte: Bei den hochsensiblen Säuglingen konnten zeitlich früher eine höhere Herzfrequenz, geweitete Pupillen und größere Stimmbandschwingungen gemessen werden als bei den Normalsensiblen. Kagan bezeichnete diese Kinder, die anders reagierten als die Norm, als »die gehemmten Kinder«. Der Name basierte auf der Beobachtung, dass sich diese Kinder im Lauf der Jahre zu deutlich vorsichtigeren, introvertierten Kindern im Vergleich zur Kontrollgruppe entwickelten. Auch physische Unterschiede waren auffällig: Bei den Hochsensiblen traten in der Kindheit gehäuft Allergien, Schlafstörungen, Koliken und Magen-Darm-Beschwerden wie beispielsweise Verstopfung auf. Noch in der Pubertät reagierten sie körperlich schneller auf Reize von außen; die Stimmbandschwingungen zeigten bei Stress erhöhte Werte.

> »Der Kern des Glücks: der sein zu wollen, der du bist.«
>
> ERASMUS VON ROTTERDAM

Arons »Highly sensitive person«

Trotz dieser frühen wissenschaftlichen Beschreibungen gewann das Thema Hochsensibilität aber erst durch Elaine Arons Forschungen und Publikationen weltweite Aufmerksamkeit. Aron und ihr Team untersuchten verschiedene Gehirnregionen unter anderem mit der Magnetresonanztomografie (MRT) und stellten fest, dass diese Regionen bei Hochsensiblen signifikant höhere Aktivitäten bei der Verarbeitung optischer Reize zeigten als die gleichen Gehirnareale bei Normalsensiblen. 1997 veröffentlichte sie in der angesehenen Fachzeitschrift »Journal of Personality and Social Psychology« den ersten Artikel über Hochsensibilität. Darin prägte sie auch die Begriffe »The highly sensitive person« (»Der hochsensible Mensch«) und »Sensory processing activity« (»Besondere Empfänglichkeit des neuronalen Systems für Reize bei Hochsensiblen«).

1. Schritt: Die Erkenntnis

Sie haben erkannt, dass Sie hochsensibel sind. Dies ruft Empfindungen in Ihnen hervor, die sehr wahrscheinlich einer der drei am häufigsten zu beobachtenden Reaktionen entsprechen. Jede dieser Reaktionen hat ihre Berechtigung.

Reaktion 1: *»Es ist völlig okay, dass ich hochsensibel bin, und diese Erkenntnis beeinflusst nicht wirklich mein Leben. Alles geht weiter wie bisher.«*

Es gibt für Sie akut eigentlich keinen Handlungsbedarf. Wenn Sie allerdings an Ihren Beruf denken, könnte es für Sie eventuell wichtig sein, zu wissen, dass Sie hochsensibel sind.

Reaktion 2: *»Es gefällt mir überhaupt nicht, dass ich hochsensibel bin. Ich möchte gar nicht anders sein als die anderen, sondern einfach nur normal.«*

Die Erkenntnis, dass Sie hochsensibel sind, wollen Sie am liebsten gleich wieder vergessen und den Umstand, dass damit vielleicht (neue) Probleme auftreten können, erst recht. Allerdings merken Sie – möglicherweise schon seit längerer Zeit –, dass Sie sich in Ihrem Leben und Umfeld nicht wirklich richtig fühlen. Vielleicht ahnen Sie auch, dass Ihre Probleme mit Ihrem »Anderssein« zu tun haben könnten. In dem Fall schauen Sie, wann für Sie der richtige Zeitpunkt gekommen ist, sich mit diesem Thema auseinanderzusetzen.

> **»Wir brauchen nicht so fortzuleben, wie wir gestern gelebt haben. Machen wir uns von dieser Anschauung los, und tausend Möglichkeiten laden zu neuem Leben ein.«**
>
> CHRISTIAN MORGENSTERN

Reaktion 3: *»Ich freue mich, endlich erkannt zu haben, warum ich so bin, wie ich bin. Das ist für mich eine echte Erleichterung.«*

Sie finden es spannend und bereichernd, sich mit der Erkenntnis der Hochsensibilität und den Folgen auseinanderzusetzen. Sie sind offen für Informationen und auch bereit, in Ihrem Leben die eventuell aus dieser Erkenntnis resultierenden Veränderungen zuzulassen oder aktiv anzugehen.

2. Schritt: Zweifel oder Annahme

Sie sollen also hochsensibel sein? Es ist ganz normal, dass erst einmal Zweifel aufkommen. Vielleicht gehen Ihnen folgende Fragen oder Bedenken durch den Kopf:

Ob das wohl stimmt? Ob es das Phänomen überhaupt gibt? Ist Hochsensibilität denn ausreichend wissenschaftlich bewiesen? Ist nicht jeder manchmal ein Sensibelchen? Ich bin schon so lange nicht mit mir im Reinen und habe so große Probleme mit mir selbst – nun soll die Hochsensibilität alle meine Probleme und Selbstzweifel erklären? Ist Hochsensibilität nicht vielleicht nur ein verharmlosendes Modewort? Hochsensibilität ist doch sicherlich eine Krankheit, eine Sonderform von ADHS, Autismus oder einer Art von Traumatisierung?

Geben Sie Ihren Zweifeln und Bedenken Raum und Zeit. Sie haben ihre Berechtigung. Erst wenn Sie das Für und Wider in einem für Sie stimmigen Maß abgewägt und Ihre Zweifel besiegt haben, können Sie Ihre Hochsensibilität bejahen und auch wirklich annehmen. Das Zulassen der Erkenntnis ist für die allermeisten ein sehr großer Schritt. Für viele Hochsensible ist er sogar die größte Herausforderung ihres Lebens überhaupt, weil sich ihr sehr spezielles, nicht selten negatives Selbstbild über so viele Jahre manifestieren konnte. Und nun soll das Negative plötzlich positiv sein? Ja, das ist es.

Dementsprechend groß ist bei den meisten das Aha-Erlebnis. Endlich dürfen sie zu sich selbst stehen. Ihre höhere Aufmerksamkeit für die Umgebung zum Beispiel, das Aufnehmen von Stimmungen, das erhöhte Ruhebedürfnis oder die Vorliebe für das Alleinsein – alles das ist nun keine Schwäche oder Sonderbarkeit mehr, sondern Teil einer angeborenen Charaktereigenschaft: der Hochsensibilität.

Außerdem bedeutet die Erkenntnis auch ein Loslassen von alten Bildern über sich selbst, von emotionalen Verhaltensmustern und Glaubenssätzen, die viele hochsensible Menschen oft seit ihrer Kindheit immer wieder zu hören bekommen und verinnerlicht haben. Ersetzen Sie alte Glaubenssätze durch neue. Sagen Sie sich jeden Morgen und Abend über die nächsten drei Monate die neuen Glaubenssätze vor, die für Sie stimmig sind. Diese können sich auch im Lauf des Prozesses ändern.

Beispiele für alte Glaubenssätze:

- *»Du bist immer so unkonzentriert.«*
- *»Sei doch nicht so schüchtern.«*
- *»Warum bist Du so überempfindlich?«*

Beispiele für neue Glaubenssätze:

- *»Ich bin richtig so, wie ich bin.«*
- *»Es ist okay, wenn ich mehr Zeit brauche.«*
- *»Meine Sensibilität ist eine Gabe.«*
- *»Ich kann mich in meiner Hochsensibilität annehmen.«*

3. Schritt: Das Leben neu betrachten

Nach der Phase des Zweifels und des Annehmens folgt der Prozess der geistig-emotionalen Auseinandersetzung mit der Erkenntnis. Der Blickwinkel auf das Leben ist jetzt ein anderer. Das wirft natürlich viele

Fragen auf hinsichtlich der Gegenwart, aber auch in Bezug auf die Vergangenheit und die Zukunft.

Heute – das Hier und Jetzt

Betrachten Sie Ihr aktuelles Leben. Gibt es Umstände, die Ihre hochsensiblen Empfindungen oder Bedürfnisse blockieren? Vermutlich ja. Gestattet es Ihr jetziges Umfeld (Familie, Beruf, Kollegen, Freunde, Wohnort), Ihre Hochsensibilität zufriedenstellend zu leben? Möglicherweise nicht.
Machen Sie eine Bestandsaufnahme Ihres momentanen Zustands. Beleuchten Sie jeden Winkel Ihres Lebens. Nehmen Sie ein Blatt Papier und notieren Sie jede Tätigkeit, Beziehung, Aktion und Interaktion, die Schlafzeiten, Ihre Mahlzeiten, Ihre Gewohnheiten, Vorlieben, Abneigungen, Stressfaktoren, Glücksmomente. Lassen Sie diese Liste für einige Tage ruhen, denn folgende Fragen werden Sie in den nächsten Wochen und Monaten umtreiben:

- *Hat meine Familie Verständnis für meine Hochsensibilität? Sind womöglich noch andere Familienmitglieder hochsensibel?*
- *Verstehen und akzeptieren mich meine Freunde und Bekannten mit meinem hochsensiblen Wesen? Bei wem kann ich so sein, wie ich bin? Bei wem stoße ich immer wieder auf Ablehnung?*
- *Habe ich den richtigen Beruf beziehungsweise die richtige Tätigkeit, bei dem / der ich meine Gaben und Fähigkeiten zu meiner Zufriedenheit einbringen kann?*
- *Belasten mich an meiner Arbeitsstätte Umstände, ob räumlicher oder kollegialer Art, vor dem Hintergrund meiner Hochsensibilität? Dazu zählen zum Beispiel blendendes Licht, klingelnde Telefone, Lärm im Großraumbüro, rücksichtsloses Verhalten der Kollegen, zu warme oder kalte Temperaturen oder auch Zugluft.*

AUS DER PRAXIS

BETROFFENE BERICHTEN

Lisa, 45 Jahre: *»Ich lebte in dem Gefühl, dass mir niemand in meine Welt folgen kann. Ich selber kann umgekehrt in der Welt der anderen sein – ohne Probleme. Das Gefühl, anders zu sein und keinen Grund dafür zu haben, war unfassbar schrecklich. Ich habe mir sogar gewünscht, dass die Neurologin einen Tumor in meinem Kopf findet, nur damit es endlich einen offensichtlichen Grund für mein Anderssein gegeben hätte.«*

BEDÜRFNISSE ERKENNEN MITHILFE EINER POSITIV-NEGATIV-LISTE

Eine hilfreiche Methode, Ihre hochsensiblen Bedürfnisse zu erkennen, ist die Erstellung einer Positiv-Negativ-Liste. Holen Sie dazu Ihre Auflistung von oben wieder hervor und

AUS DER PRAXIS

BETROFFENE BERICHTEN

Hanne, 63 Jahre: *»Ich habe früh darunter gelitten, nicht so aufgeschlossen und offen zu sein wie die anderen. Meine Großmutter fragte meine Eltern oft: ›Warum ist das Kind so still?‹ Ich dachte immer, irgendetwas stimmt mit mir nicht.«*

sortieren Sie Ihr Leben. In die Negativ-Spalte schreiben Sie, was Sie belastet, in die Positiv-Spalte kommt alles, was Ihnen guttut. Erweitern Sie die Liste um ein Blatt Papier, auf dem Sie die Umstände oder Dinge eintragen, die notwendig sind, damit es Ihnen gut geht. Unterscheiden Sie dabei zwischen Privat- und Berufsleben. Führen Sie auch jeweils eine Prioritätenliste über die Menschen und Faktoren, indem Sie eine Art Rangordnung vergeben.

Beispiele für die Negativ-Spalte:
Wer / was raubt mir Energie, Zeit und Nerven? Was beunruhigt mich? Nehme ich mir genügend Zeit, um meine Energiereserven (körperlich, geistig) immer wieder aufzufüllen beziehungsweise mich regelmäßig zu erholen? Wenn nein: Warum nicht? Mache ich das, was mir guttut? Wenn nicht: Was hindert mich daran? Gibt es genügend Raum für meine Hochsensibilität?

Beispiele für die Positiv-Spalte:
Wer oder was tut mir gut, unterstützt mich, entlastet mich? Wo oder durch was schöpfe ich regelmäßig und ausreichend Kraft jenseits der Familie und des Berufs, um zur Ruhe zu kommen und meine Reserven wieder aufzufüllen? Wie drücke ich meine Bedürfnisse und Fähigkeiten positiv und authentisch aus?

Beispiele für die Wunschliste:
Was brauche ich, um meine hohe Sensibilität im Alltag leben zu können? Wer kann mich unterstützen? Was könnte ich beruflich und / oder privat ändern, damit es mir gut geht? Wo und auf welche Weise könnte ich Ruhe finden? Was würde ich mir wünschen? Wo und wie möchte ich leben? Wovon träume ich? Was habe ich vielleicht verloren, das ich gern in meinem Leben wieder zurückbekommen möchte?

Die Antworten auf diese Fragen werden Sie Stück für Stück näher zu sich selbst führen. Denn das ist das Ziel: Sie sollen Ihre Hochsensibilität leben können, ohne sich verstellen oder leiden zu müssen.

Gestern – der Blick zurück

Genauso wichtig wie Gedanken über die Gegenwart ist der Blick zurück in die Vergangenheit. Einige seltsame oder schwierige Ereignisse, unverständliche Momente oder unlösbare Probleme bekommen aus dem Blickwinkel der Hochsensibilität heraus jetzt womöglich eine ganz andere Bedeutung. Vieles macht rückblickend eventuell sogar

Sinn. Hochsensible berichten, dass ihnen so manches wie Schuppen von den Augen fällt. Indem Sie mit dem Wissen um Ihre Hochsensibilität diese Momente neu betrachten und einordnen, erlangen Sie Klarheit. Diese Klarheit wird Ihnen helfen, Ihre heutigen Lebensbedingungen leichter an Ihre hochsensiblen Bedürfnisse anzupassen.

KLÄRENDE FRAGEN

Was habe ich früher als schwierig empfunden: in der Familie, schon im Kindergarten / in der Kita, in der Schule? War ich ein Außenseiter, bin ich gehänselt oder gemobbt worden? Haben meine Eltern oder Lehrer meine Empfindlichkeit abgewertet oder mich in anderer Hinsicht unsensibel behandelt (»Was bist du für eine Mimose.« »Stell dich nicht so an.« »Brauchst du wieder eine Extrawurst?«)?

Gleichaltrige Kinder reagieren auf »Abweichler« oft mit Ablehnung oder Gewalt. Der Sonderling wird ausgegrenzt, ausgelacht oder auf andere Weise verachtet. Auch normalsensible Erwachsene sprechen hochsensiblen Kindern oft ihre Gefühle und Beobachtungen ab.

Gab es in Ihrer Kindheit Situationen, in denen Sie Ihr Können oder Ihre Gaben nicht zeigen durften? Sind Sie damit auf aktiven Widerstand gestoßen? Haben Sie dann versucht, so zu sein wie die anderen?

Im Zusammensein mit anderen Menschen passen wir uns automatisch an unser Umfeld an. Diese Strategie sichert unser Überleben in der Gruppe. Sie bewirkt im negativen Fall jedoch, dass wir uns nicht trauen, unsere besondere Gabe oder Fähigkeit zu zeigen, oder sie sogar aktiv unterdrücken.

Wenn Sie solchen Situationen ausgesetzt waren: *Wie haben Sie sich damit gefühlt? Waren Sie wütend, haben Sie sich geärgert, Widerstand geleistet, sich zurückgezogen?*

Für jedes Kind und jeden Menschen ist Ablehnung eine sehr belastende Erfahrung. Sie beschädigt oder zerstört das Selbstbild und führt in der Regel dazu, dass der Betroffene versucht, sich entweder immer mehr anzupassen, und dadurch seine Fähigkeiten unterdrückt oder sich mehr und mehr in sich selbst zurückzieht. Die eigenen Bedürfnisse und Gaben werden dann immer weniger ausgelebt. Der Betroffene resigniert vor seinem Umfeld, er fühlt sich wertlos.

Erinnern Sie sich, ob Sie besondere sinnliche Reaktionen zeigten, also ob Sie besonders empfindlich zum Beispiel auf einen kratzenden Stoff auf der Haut oder einen bestimmten Geruch oder Geschmack reagiert haben?

Fragen Sie, wenn es noch möglich ist, Ihre Eltern, ob sich diese an Ihr besonderes Verhalten erinnern. Dies können Anhaltspunkte für Sie sein, auf welcher Sinnesebene Sie auch heute noch leichter überreizt sind.

Fragen Sie sich auch, ob Sie als Kind mit einer bestimmten Strategie vertraut waren, um eine Situation zu bewältigen.

Kinder reagieren nämlich meist intuitiv und emotional auf belastende Situationen und

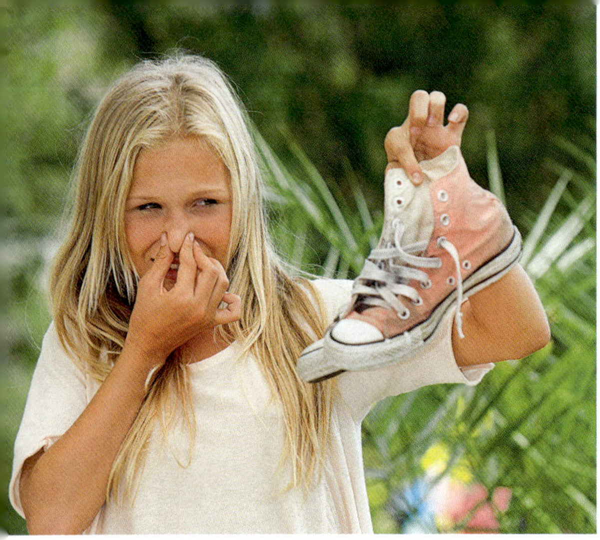

Kindliche Bewältigungsstrategie: Nase zuhalten bei unangenehmen Gerüchen.

wählen darum unbewusst die beste Gegenstrategie. So ziehen sich Kinder von selbst aus lauten Umgebungen oder größeren Gruppen zurück, wenn sie die Möglichkeit und Erlaubnis dazu haben. Einige Kinder halten sich zum Beispiel die Ohren oder die Nase zu, wenn ihnen ein Geräusch oder ein Geruch zu viel wird. Andere Kinder singen vor sich hin oder wiegen ihren Oberkörper, um sich selbst zu beruhigen.
Eventuell ist eine dieser Strategien in abgewandelter Form für Sie heute immer noch passend. Probieren Sie diese aus.
Gab es eventuell in Ihrer Kindheit Menschen oder generell Situationen, die Sie grundsätzlich entlastet haben?
Zu erkennen, welche Menschen Sie unterstützt haben oder bei welchen Tätigkeiten Sie zur Ruhe gekommen sind und sich wohlgefühlt haben, kann einen Hinweis darauf geben, welche Menschen oder Tätigkeiten Ihnen auch heute noch guttun könnten. Das waren vielleicht die verständnisvollen Großeltern oder auch die eigenen Eltern, ein bestimmter Lehrer oder ein Freund, eine Freundin, das Spielen in der Natur, ein Haustier, eine bestimmte Sportart, ein spezielles Hobby, eine kreative Tätigkeit, der Rückzug mit einem Buch auf das Sofa, Musik hören über Kopfhörer.

Morgen – was ist möglich?

Die Zukunft basiert auf den Erlebnissen und Erfahrungen in der Vergangenheit und Gegenwart. Darum sind der Blick zurück in die Kindheit und Jugend sowie eine aktuelle Bestandsaufnahme so immens wichtig. Hier finden Sie Hinweise auf das, was Sie als unangenehm oder angenehm empfunden haben und wahrscheinlich immer noch empfinden. Es wird Ihnen leichter fallen, auf dieser Grundlage Ihre authentischen Bedürfnisse zukünftig zu leben. Mit dem Wissen, dass Sie hochsensibel sind, müssen Sie nun kein schlechtes Gewissen mehr haben oder sich für Ihre Bedürfnisse schämen.
Fragen für die Zukunft sind:
Welche Ressourcen oder Fähigkeiten trage ich in mir, die ich bislang nicht leben konnte oder durfte? Wie kann ich mein Leben so gestalten, dass ich diese Ressourcen oder Fähigkeiten in Zukunft leben kann? Wie kann ich in Zukunft die Störfaktoren minimieren oder gar ganz

verbannen? Was brauche ich, um mich richtig mit mir zu fühlen?
Es kann schwer sein, diese Fragen allein für sich zu beantworten. Ein Gespräch mit dem Partner / der Partnerin oder mit einem Freund / einer Freundin kann helfen, die Gedanken zu ordnen oder auch gute Überlegungen anzustoßen. Mitunter ist es auch lohnend, Geld in professionelle Unterstützung (zum Beispiel in ein Coaching oder in Energiearbeit, das heißt gestörte oder blockierte Energien wieder in Fluss zu bringen) zu investieren.

4. Schritt: Umgang im Alltag

Durch die Bestandsaufnahme Ihrer früheren und heutigen Bedürfnisse und Belastungen werden Sie feststellen, auf welchem Gebiet es wichtig wäre, die Hochsensibilität durch entsprechende Änderungen in Ihr Leben zu integrieren oder nach außen zu kommunizieren. Setzen Sie dort als Erstes an, wo der größte Leidensdruck besteht.

Familie

Fühlen Sie sich innerhalb der Familie mit Ihrer Hochsensibilität verstanden und respektiert? Existieren ausreichend Rückzugszeiten und gibt es auch einen Ort, an dem Sie ungestört sein können? Wen in der Familie erleben Sie als rücksichtslos, grenzüberschreitend, zu laut, zu unachtsam Ihnen gegenüber oder auch untereinander?

> »Ich weiß nicht, ob es besser wird, wenn es anders wird. Aber es muss anders werden, wenn es besser werden soll.«
>
> GEORG CHRISTOPH LICHTENBERG

Suchen Sie das Gespräch mit den vertrauenswürdigsten Familienangehörigen. Erklären Sie ihnen, dass Sie hochsensibel sind und was dies für Sie selbst und auch für die anderen bedeutet (Geräuschempfindlichkeit, Akzeptanz und vieles mehr).
Sorgen Sie für Rückzugszeiten, damit Ihr besonderes Reizverarbeitungssystem die Dinge des Alltags gut verarbeiten kann. Finden Sie einen Ort, an dem Sie zur Ruhe kommen können.

Beruf

Es ist schön, wenn Sie sich in Ihrer beruflichen Aufgabe und in Ihrem beruflichen Umfeld gut aufgehoben fühlen. Sehr häufig ist dies bei Hochsensiblen aber nicht der Fall. Die beruflichen Verhältnisse sind im Gegenteil nicht selten eine wichtige Ursache von Unzufriedenheit bis hin zu körperlicher Krankheit und psychischer Belastung. Darum ist eine Bestandsaufnahme in diesem Feld so wichtig:

Üben Sie einen Beruf aus, bei dem Ihre Hochsensibilität nicht stört? Oder sind Arbeitsstruktur, Arbeitsumfeld, Kollegen, bauliche Gegebenheiten etc. möglicherweise in Hinblick auf Ihre Hochsensibilität kontraproduktiv? In welchem Bereich (Aufgabe, Zeitmanagement, Firmenkultur) fühlen Sie sich schon gut aufgehoben? Oder welche kleinen oder großen Veränderungen wären notwendig, damit Sie sich entsprechend Ihrer Veranlagung richtig aufgehoben fühlen und optimal einbringen können?

Gesundheit

Da Hochsensible mehr Zeit benötigen für die Verarbeitung der vielen Sinneseindrücke, kann ein angepasstes Zeitmanagement gesundheitsfördernd sein. Dieses sollte viele Pausen beziehungsweise Zeitleerläufe berücksichtigen. Manchmal hilft es bereits, aus einer Situation für einen kurzen Moment herauszugehen und sich beispielsweise an ein offenes Fenster zu stellen oder die Augen zu schließen und ein paarmal tief durchzuatmen. Strategien gegen kurzfristige Überreizung finden Sie ab Seite 128.

Betrachten Sie Beschwerden, die Sie mitunter schon jahrelang beeinträchtigen, neu unter dem Aspekt der Hochsensibilität:

Inwieweit beeinflusst die Hochsensibilität Ihre Gesundheit (Schlafstörungen, Nervosität, Unruhe, Allergien, Magen-Darm-Beschwerden, Konzentrationsstörungen, Blasenentzündungen, Tinnitus, Bluthochdruck, Zyklusbeschwerden, Schwindel, Lichtempfindlichkeit, Burnout und vieles mehr)? Können Sie die Auslöser identifizieren? Was lässt sich vermeiden? Auf welchem Gebiet können Sie selbst Veränderungen herbeiführen?

Ein wichtiges Thema in diesem Zusammenhang heißt Essen. Beobachten Sie Ihre Essgewohnheiten. Achten Sie darauf, dass Sie viele kleine Mahlzeiten am Tag einnehmen. Sie werden feststellen, dass es Ihnen gesundheitlich besser geht, wenn Sie für einen konstanten Blutzuckerspiegel sorgen. Die Nahrungsaufnahme in kürzeren Abständen garantiert dies. Häufigere Zwischenmahlzeiten können zum Beispiel Magendrücken, Kopfschmerzen, einen Kreislaufabfall und auch Stimmungstiefs vermeiden helfen.

Es lohnt sich, zuerst dort kleine Veränderungen in Ihrem Alltag im Sinne der Hochsensibilität vorzunehmen, wo Sie den größten Leidensdruck haben. Schon nach kürzester Zeit werden Sie bemerken, dass Sie Schritt für Schritt in ein selbstbestimmteres und selbstbewussteres Leben hineinwachsen. Setzen Sie sich dabei nicht unter Druck: Rom wurde auch nicht an einem Tag erbaut. Indem Sie aber in der für Sie passenden Zeit (Tage, Wochen oder Monate) die für Sie belastenden Situationen filtern und abwenden, wird sich Ihr Leben für Sie stimmiger und angenehmer und damit letztlich leichter anfühlen.

AUS DER PRAXIS

BETROFFENE BERICHTEN

Susanne, 49 Jahre: *»Sätze wie ›Ist dir wieder kalt?‹ ›Warum musst du schon wieder etwas essen?‹ oder ›Reiß dich doch zusammen, keinem anderen Kind ist es hier zu laut!‹ bekam ich regelmäßig von meinen Eltern zu hören. Es war aber so: Mir war schnell kalt oder eine Umgebung zu laut. Sofort nach dem Aufstehen musste ich etwas essen und dann zwei Stunden später erneut. Ich bin immer schlank gewesen, doch ohne ständige Zwischenmahlzeiten ist mir auch heute noch sofort flau im Magen und ich bekomme schlechte Laune.*

Ich dachte mein ganzes Leben lang, meine Empfindsamkeit wäre gleichbedeutend mit einem Mangel an Disziplin. Heute weiß ich, dass dies mein Normalzustand ist.«

5. Schritt: Sichtbar werden

Sie haben erkannt, dass Sie hochsensibel sind, haben nun eine Bestandsaufnahme Ihrer Gefühle bezüglich dieser Erkenntnis gemacht und sich umfassend mit dem Thema auseinandergesetzt. Die Erkenntnis bringt viel Licht in Ihr Leben. Was ist nun zu tun?

Wen sollen Sie informieren?

Es kann sinnvoll und wichtig sein, bestimmte Menschen über Ihre Hochsensibilität zu informieren. Überlegen Sie aber zunächst sehr bedacht, wen Sie ins Vertrauen ziehen möchten. Sie selbst müssen sich erst einmal an den Umstand gewöhnen, dass Ihr Verhalten oder Ihre Bedürfnisse Ihnen zustehen und selbstverständlich sind. Wer sich jedoch noch nicht mit dem Thema Hochsensibilität beschäftigt hat, kann möglicherweise erst einmal ablehnend reagieren. Seien Sie darauf gefasst und nicht enttäuscht. Ihre Umgebung wird sich mit der Zeit an Ihr neues Selbstverständnis gewöhnen.

Wichtig: Achtsamer Umgang mit sich selbst ist bei diesem Schritt äußerst wichtig. Dazu gehört auch, dass Sie selbst entscheiden müssen, wem Sie wann von Ihrer Hochsensibilität erzählen.

FAMILIE UND FREUNDE

Wir raten Ihnen, Ihren Partner, Ihre Kinder und auch enge Freunde ins Vertrauen zu ziehen. Diese Menschen werden sehr wahrscheinlich mit Interesse, Offenheit und Verständnis auf die Nachricht reagieren. Möglicherweise ergeht es Ihrem Umfeld sogar wie Ihnen. Einige Ihrer Eigenheiten bekommen vor diesem Hintergrund eine andere Bedeutung und können jetzt besser verstanden und eingeordnet werden.

Sollten Ihre Familie und Freunde nicht so verständnisvoll auf Ihre Neuigkeit reagieren oder wissen Sie bereits aus Erfahrung, dass Sie mit Ablehnung rechnen müssen, dann behalten Sie die Erkenntnis für sich. Wichtiger ist, dass Sie sich schützen. In diesem Fall kann die Teilnahme an einer Selbsthilfegruppe sinnvoll sein, denn dort können Sie mit Gleichgearteten über Ihre Beobachtungen, Gefühle und Fragen sprechen.

VORSICHT AM ARBEITSPLATZ

Wir raten Ihnen, sich nur dann an Ihrem Arbeitsplatz zur Hochsensibilität zu bekennen, wenn die Firmenkultur offen für dieses Thema ist. Ansonsten kann der Schuss nach hinten losgehen, und (weiteres) Mobbing und Isolation können die Folgen sein. Alternativ begründen Sie bei der Führungsebene Ihre Bitte um Veränderung an Ihrem Arbeitsplatz. Führen Sie das Argument an, dass Sie bessere Leistungen nur unter optimierten Voraussetzungen erbringen können und dass dies unter den gegebenen Umständen nicht der Fall ist. Machen Sie alternative Vorschläge, die Sie mit Überzeugung vorbringen: In einem Einzelbüro können Sie konzentriertere und effektivere Arbeit leisten als in einem Großraumbüro. Das Gleiche ist der Fall, wenn der Schreibtisch in einer ruhigeren Ecke steht als in einem hoch frequentierten Gang. Von einer weniger intensiven oder aggressiven Beleuchtung bekommen Sie seltener Kopfschmerzen. Mehrere kurze Konzentrationspausen intensivieren Ihren Arbeitseinsatz … Argumentieren Sie immer positiv: Sie möchten Ihren Arbeitseinsatz steigern. Für dieses Argument ist jede Führungskraft empfänglich. Wenn Sie dennoch auf Widerstand stoßen, was durchaus möglich ist, raten wir Ihnen, trotzdem am Ball zu bleiben.

ARZT UND THERAPEUTEN

Das optimale Arbeitsumfeld beziehungsweise das richtige Handwerkszeug ist für Ihre Arbeitsmotivation als hochsensibler Mensch entscheidend. Unter suboptimalen Bedingungen können Sie wie eine Primel eingehen, Sie werden nicht nur seelisch, sondern auch körperlich krank. Bekannt ist, dass neuronal bedingte und stressassoziierte Erkrankungen wie zum Beispiel Kopfschmerzen bis hin zu Migräne, nervöse Magen-Darm-Störungen oder Burnout ▸ **siehe ab Seite 57** vermehrt bei Hochsensiblen zu beobachten sind, aber oft von den behandelnden Ärzten falsch eingeordnet werden. Wichtig ist es darum, Ihren Arzt über Ihre Hochsensibilität zu informieren. Es ist nämlich bekannt, dass Hochsensible empfindlicher auf Medikamente und einige Untersuchungen, vor allem invasive, reagieren. Andere leichtere Dosierungen oder Darreichungsformen können angebracht sein. Eventuell haben Sie selbst schon beobachtet, dass Sie auf das eine oder andere Medikament stark reagieren, eine Dosis nicht optimal vertragen oder die Nebenwirkungen nicht tolerabel sind.

Teilen Sie Ihrem behandelnden Arzt Ihre Beobachtungen mit. Sollte er kein Verständnis zeigen für Ihre (neue) Situation, scheuen Sie sich nicht, den Arzt zu wechseln. Mittlerweile gibt es Praxen, die für die Behandlung von hochsensiblen Menschen offen sind. Das betrifft auch zahnärztliche Behandlungen. Denken Sie daran: Es geht um Ihre Gesundheit und bestmögliche Versorgung. Das gilt insbesondere aber auch für die Wahl eines Psychologen oder Psychotherapeuten. Für einen Therapieerfolg ist dessen Offenheit und Erfahrung für das Thema Hochsensibilität enorm wichtig.

6. Schritt: Sich informieren

Informationen bringen Licht ins Dunkel und damit Sicherheit. Darum lesen Sie unter anderem in diesem Buch. Wir möchten Sie animieren, sich weiter zu informieren. Stöbern Sie im Internet und lesen Sie Bücher.

Selbsthilfegruppen

Vor allem aber führen Sie Gespräche mit Gleichgearteten. Dazu stehen Foren im Internet zur Verfügung und es gibt Selbsthilfegruppen in den großen Städten (Berlin, München, Hamburg, Frankfurt – Adressen, ▸ **siehe Seite 139**). Im Gespräch mit anderen Hochsensiblen werden Sie feststellen, dass Ihre Beobachtungen und Erfahrungen nicht »verrückt« oder eigentümlich sind, sondern dass es den anderen genauso ergangen ist. Dieses Gefühl, nicht der Einzige auf der Welt zu sein, der sich sein Leben lang falsch gefühlt hat, wird Ihnen eine neue, sehr beruhigende Sichtweise auf das Leben bescheren. Vielleicht haben Sie immer schon vor dem Schlafengehen den Stecker aus der Telefonbuchse gezogen, weil ein nächtlicher Telefonanruf bei Ihnen herzinfarktähnliche Symptome hervorruft: Herzrasen, Herzschmerz, Schweißausbrüche, Panik. Vielleicht haben Sie sich Beschimpfungen Ihrer Verwandten gefallen lassen müssen. Es ist ermutigend, wenn in der Gruppe von ähnlichen Erfahrungen berichtet wird. Werden Sie in Ihrer Stadt nicht fündig, gründen Sie eine eigene Selbsthilfegruppe.

TIPP

EINEN COACH ODER THERAPEUTEN IN ANSPRUCH NEHMEN

Die Erkenntnis, dass Sie hochsensibel sind, kann Ihnen zu Beginn den Boden unter den Füßen wegziehen. Der Prozess, diese Erkenntnis in Ihr Leben zu integrieren, erfordert emotionale Offenheit und große Ehrlichkeit sich selbst gegenüber. Hierbei kann professionelle Hilfe, also ein Coach oder Therapeut, nützlich sein. Eine Adresse für eine Therapeuten-Suchmaschine finden Sie auf Seite 139.

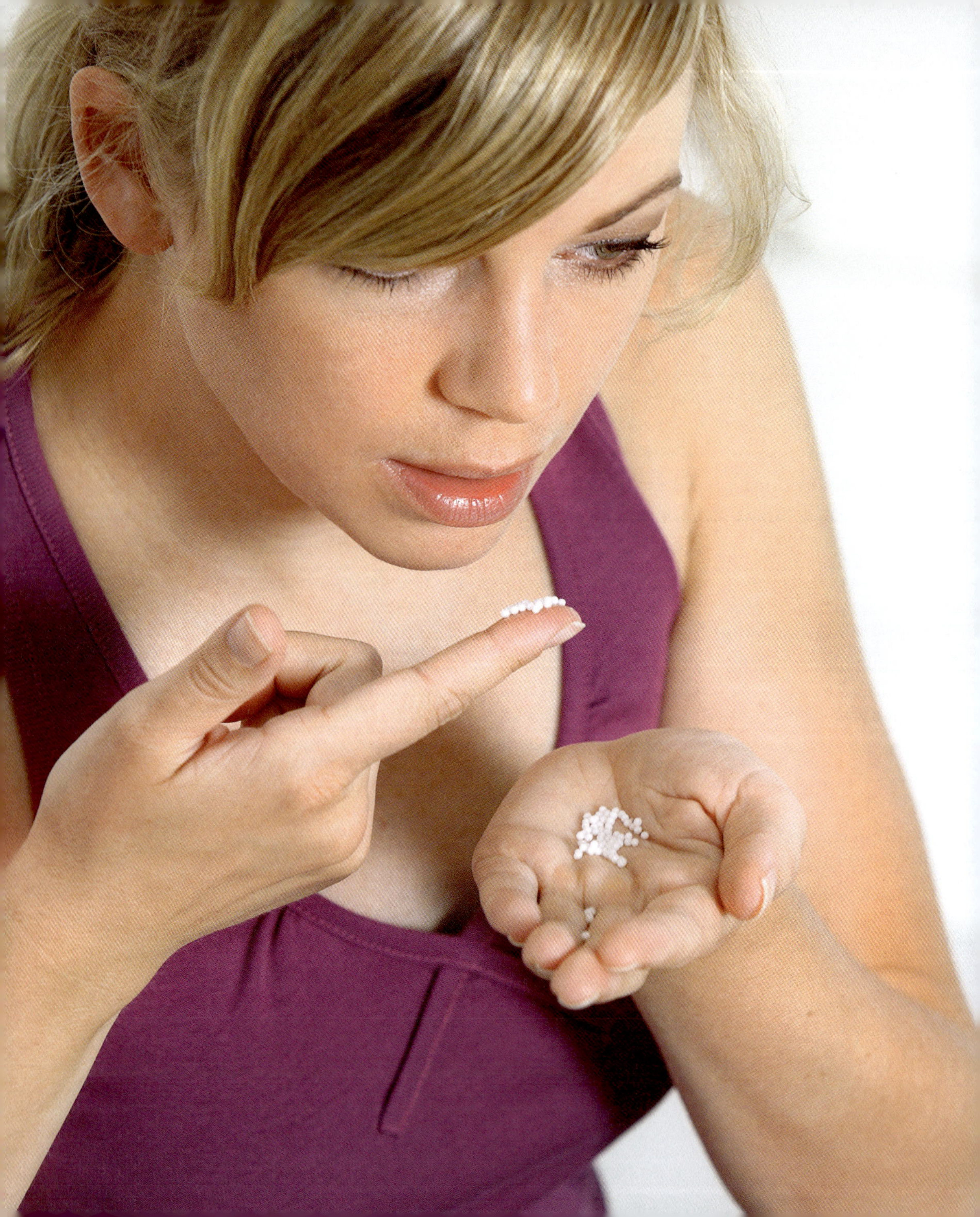

LEBEN MIT DER HOCHSENSIBILITÄT

FÜR EINEN HOCHSENSIBLEN MENSCHEN IST DER ALLTAG EINE BESONDERE HERAUSFORDERUNG. IN DIESEM KAPITEL BIETEN WIR IHNEN SCHNELL HELFENDE LÖSUNGSWEGE AN. AUCH STELLEN WIR IHNEN HILFREICHE ENTSPANNUNGS-TECHNIKEN SOWIE SANFTE HEILMETHODEN VOR.

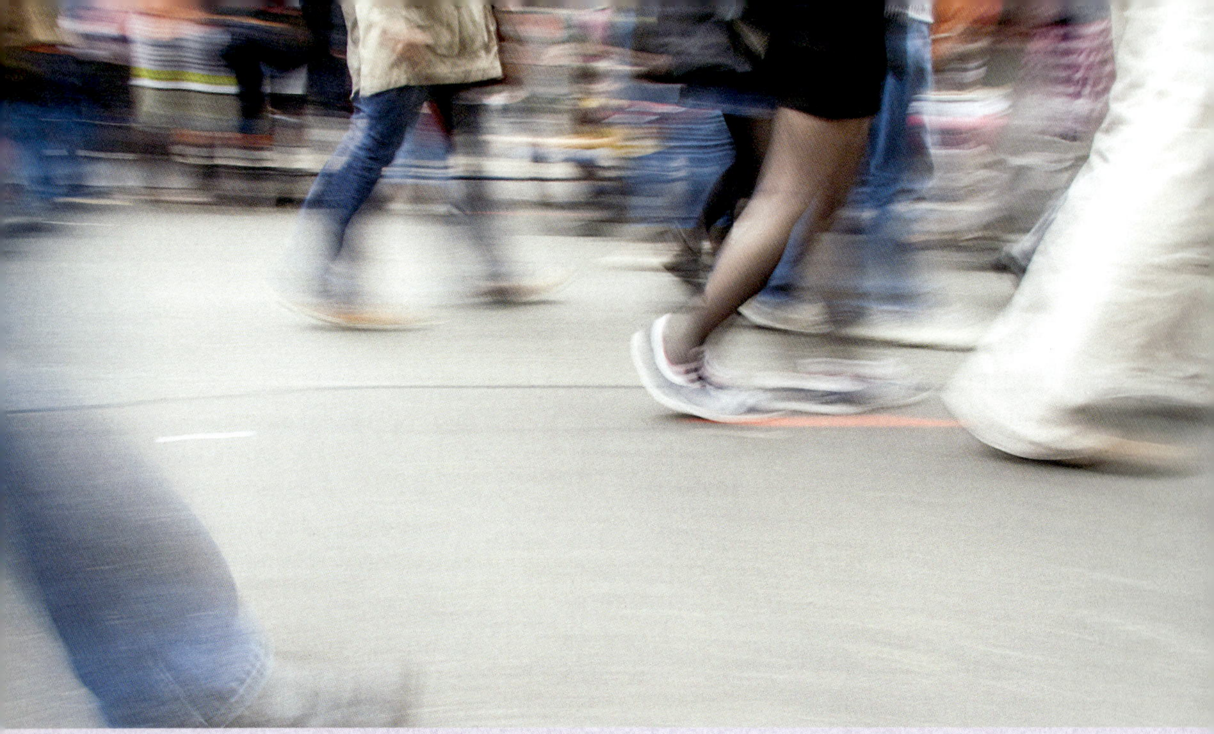

HERAUSFORDERUNGEN MEISTERN

Sie wissen nun, dass Sie als hochsensibler Mensch mehr Reize sowohl aus der Umwelt als auch aus dem Körperinneren wahrnehmen und verarbeiten müssen. Auch nehmen Sie die Empfindungen anderer Menschen schneller und präziser wahr. In diesem Kapitel stellen wir Ihnen Situationen vor, die für Hochsensible eine besondere Herausforderung sind, und geben Ihnen Empfehlungen, wie Sie damit umgehen können.

Reizüberflutung

Um die Fülle und Qualität der Reize verarbeiten zu können, braucht Ihr Nervensystem viel mehr Zeit und Ruhe als das von Normalsensiblen. Stellen Sie sich vor, Sie kaufen im Supermarkt sehr viel ein und laden die Einkäufe in den Kofferraum, auf die Rückbank und auch auf den Beifahrersitz. Jetzt möchten Sie noch den Teppich aus der Reinigung abholen, aber er passt einfach nicht mehr ins Auto. Was machen Sie? Sie fahren nach Hause und laden aus. Wenn Sie Zeit haben, sortieren Sie Ihre Einkäufe in die Schränke und bringen die Wasserkästen in den Keller. Das ist äußerst anstrengend und ermüdend. Eine Pause, vielleicht bei einer Tasse Kaffee, wäre jetzt nicht schlecht, ehe Sie wieder losfahren müssen. Doch ein hochsensibles Nervensystem gönnt sich keine Pause. Für unser Beispiel bedeutet dies: Sie fahren sofort wieder los, schlimmstenfalls sogar durch den Feierabendverkehr und in großer Eile.

Genauso verhält es sich mit Ihrem Reizverarbeitungssystem. Ständig strömen Informationen hinein, die erst einmal »wegsortiert«, das heißt geprüft, gespeichert und verknüpft werden müssen. Dementsprechend wichtig sind für Sie als Hochsensiblen Ruhe und Pausen. Diese sind kein Ausdruck von Schwäche oder Faulheit, sondern für Ihr Nervensystem notwendig.

Wichtige Fragen, die Sie sich stellen sollten:

- *Haben Sie das Gefühl, in Ihrem Alltag permanent fremdbestimmt zu sein?*
- *Passt die Arbeitsumgebung (Lärm, Großraumbüro …) zu Ihrer Hochsensibilität?*
- *Rennen Sie sich selbst hinterher?*

Reizüberflutung erkennen

Reizüberflutung lauert an jeder Stelle und zu jeder Zeit. Beginnen Sie mit Ihrem Alltag. Erstellen Sie eine Liste: Was macht Sie nervös, was stört Ihre Konzentration, was verhindert Ihre Kreativität? Was macht Sie schier wahnsinnig? Womit fühlen Sie sich körperlich unwohl? Einige Beispiele lesen Sie in der Tabelle auf Seite 30.

Nutzen Sie Ihre Gabe und wenden Sie diese in Ihrem Sinn an: Werden Sie zum genauen Beobachter Ihrer eigenen Bedürfnisse. Lassen Sie nichts aus. Vielleicht wird die Liste sehr lang. Das ist prima, denn auf diese Weise werden Sie erfahren, was Sie tun können oder was geschehen muss, damit Sie sich aktiv gegen Reizüberflutung schützen. Für Sie als Feinfühligen ist es essenziell, herauszufinden, was Sie brauchen und wie Sie Ihre Umgebung Ihren Bedürfnissen anpassen können, damit es Ihnen gut geht.

INFO

KÖRPERLICHE SYMPTOME DER REIZÜBERFLUTUNG

Reizüberflutung kann bei Hochsensiblen eher zu Beschwerden führen als bei Normalsensiblen. Als körperliche Symptome können zum Beispiel Schwindel, Kopfschmerzen, Magendrücken, unruhiger Darm, Nervosität oder Schlaflosigkeit auftreten.

Was Sie dagegen tun können, erfahren Sie ab Seite 57.

Umgang mit der Zeit

Wir alle leben in einer hektischen Zeit. Die gesellschaftliche Vorgabe, dass jeder seines Glückes Schmied ist – wenn er sich nur genug anstrengt – führt zu permanenter Überforderung. Was sollen oder müssen wir nicht alles unter einen Hut bringen: Partnerschaft, Familie, Freunde, pflegebedürftige Eltern, Freizeitbeschäftigungen, Fort- und Weiterbildungen, ein Ehrenamt, Erreichbarkeit rund um die Uhr auf allen Kanälen, ständige Informationspflicht (Internet, Medien) – allein bei dieser Aufzählung wird einem schon schwindelig.

Der Tag hat 24 Stunden. So gut wie jeder Mensch braucht eine Pause von mindestens sechs bis acht Stunden, in der er schläft. Nachweislich benötigen hochsensible Menschen mehr Schlaf und mehrere Pausen. Fangen Sie hier im Kleinen an: Wann lässt sich der Alltag für 5, 10 oder 30 Minuten unterbrechen? Welche Aktivität können Sie verschieben oder ganz streichen?

REIZÜBERFLUTUNG

Situationen, die zu Reizüberflutung führen können	Mögliche Lösungen
Das Radio in der Küche, das Ihr Partner morgens als Erstes anstellt	Bitten Sie ihn darum, das Radio leiser zu stellen oder abzustellen
Die überfüllte U-Bahn oder der Stau auf dem Weg zur Arbeit	• Brechen Sie eine Stunde früher oder später auf • Fahren Sie mit dem Rad
Der Lautstärkepegel im Großraumbüro	• Tauschen Sie den Arbeitsplatz • Stellen Sie den Schreibtisch in eine ruhigere Ecke • Gehen Sie in ein Einzelbüro
Die Wildheit Ihrer Kinder, wenn sie aus der Schule kommen oder mit Freunden spielen	• Stellen Sie Leise-Regeln auf • Verlegen Sie den Spielort der Kinder ins Freie • Schließen Sie die Türen • Organisieren Sie einen Spieltag bei Freunden und nicht immer nur bei Ihnen zu Hause
Die permanente Erreichbarkeit oder die Informationsflut aus dem Internet und über die Medien	• Reduzieren Sie das Sichten von Websites oder Recherchen auf zwei bis drei pro Tag • Führen Sie Telefonzeiten ein • Führen Sie begrenzte Zeiten für den Austausch von Mediadaten – WhatsApp, Facebook etc. – ein

Setzen Sie sich selbst Regeln, um mit der Zeit hauszuhalten. Hier ein paar Beispiele:

- Planen Sie nicht mehr als eine Verabredung am Tag.
- Nehmen Sie maximal an zwei Meetings pro Tag teil. Versuchen Sie dies vor allem auch im Job mit Ihrem Vorgesetzten zu kommunizieren (»Ich erbringe bessere Leistungen, wenn ich mich auf höchstens zwei Meetings am Tag konzentrieren muss«).
- Besuchen Sie höchstens zwei Abendveranstaltungen oder machen Sie maximal zwei Unternehmungen in der Woche.
- Planen Sie einen Nachmittag oder Tag am Wochenende nur für sich ein.

Hochsensible sind gefährdeter hinsichtlich Stress, Burnout und Depressionen. Deshalb sind Pausen und Ruhephasen kein Luxus, sondern essenziell für sie.

Hang zur Perfektion

Sie bemerken das leicht schief hängende Bild an der Wand und stehen zum dritten Mal auf, um es gerade zu rücken … Sie haben den Bericht schon fünfmal überarbeitet, noch ein falsch gesetztes Komma entdeckt und lesen ihn erneut … Sie lassen Ihr Kind nicht mit dem Pullover aus dem Haus gehen, der innen am rechten Ärmel einen winzigen Schokoladenfleck hat … Sie haben sich die Haare gestern gewaschen und geföhnt. Heute hängt eine Locke ein wenig schlaff, und Sie waschen Ihre Haare selbstverständlich heute wieder … Sie dachten, die grüne Krawatte passt optimal zu Ihrem dunklen Anzug, aber auf dem Weg zum Auto stellen Sie fest, dass Sie doch die rote Krawatte hätten wählen sollen, und Sie kehren natürlich um …

Für einen Normalsensiblen bedeutet das, was Sie tagtäglich tun, absolute Perfektion. Für Sie ist es selbstverständlich. Und meistens sehr, sehr anstrengend.

»Weniger ist immer noch gut genug.« Wenn Sie diesen Satz verinnerlichen können, sparen Sie nicht nur Zeit, sondern schonen auch Ihre Nerven.

Der Hang zur Perfektion bei hochsensiblen Menschen entspringt einerseits ihrer natürlichen Gabe, die Unvollkommenheit in jeder Nuance zu sehen und sie verbessern zu wollen. Andererseits kann sich dahinter das Bedürfnis nach Akzeptanz verbergen, nach dem Motto: »Wenn ich schon nicht ›normal‹ bin, dann strenge ich mich wenigstens an, damit die anderen mich akzeptieren.« Sie müssen sich aber nicht noch mehr anstrengen, denn Ihre Hochsensibilität ist angeboren, also Teil Ihres Charakters.

Suche nach der richtigen Bestimmung

Hochsensible besitzen oft vielfältige Begabungen und Interessen. Das klingt wunderbar, kann aber auch eine Belastung darstellen. So sind feinfühlige Menschen meist viele Jahre ihres Lebens auf der Suche nach der richtigen Arbeit oder Erfüllung. Weil sie nicht um ihre Hochsensibilität wissen, neigen sie dazu, sich für Bereiche zu interessieren, die ihnen von anderen, etwa den Eltern, ans Herz gelegt worden sind. Vielleicht ist die Berufswahl auch mit einer gesellschaftlichen Erwartung verbunden gewesen wie Sicherheit, einem guten Einkommen oder hohem Ansehen. Wenn die Tätigkeit aber dauerhaft keinen Raum lässt für Ihre Hochsensibilität, führt dies dazu, dass Sie sich von sich selbst entfremden.

»Ich fühlte mich mein Leben lang falsch« ist ein typischer Satz von Menschen, die erfahren haben, dass sie hochsensibel sind.

Schenken Sie Ihrer Tätigkeit Aufmerksamkeit: Ist es das, was Sie immer machen wollten? Berücksichtigt Ihr Arbeitsumfeld Ihre Bedürfnisse? Verpacken Sie Ihre Erkenntnis in einem Gespräch mit dem Chef, etwa so: »Mit einer Aufgabe, die mir mehr entspricht, bin ich leistungsfähiger.«

Welche Stellschrauben lassen sich im ersten Schritt ändern, damit es Ihnen besser geht:

- die Arbeitszeit: +/– 1 Stunde
- der Arbeitsplatz: ruhigere Ecke
- die Gewichtung der Aufgabe: Was entspricht Ihnen, worum könnten Sie Ihren Chef bitten?

Vielleicht erkennen Sie auch, dass Ihr derzeitiger Beruf überhaupt nicht zu Ihnen als Hochsensiblem passt. Dann wechseln Sie!

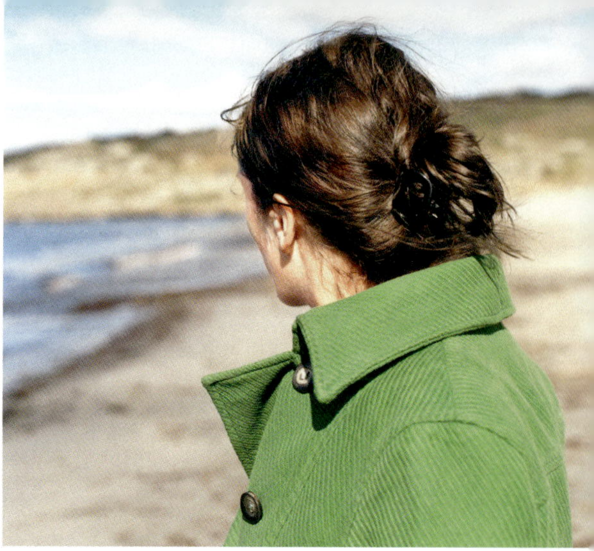

Um der ständigen Reizüberflutung zu entgehen, ziehen sich viele Hochsensible zurück.

Isolation und Einsamkeit

Um der permanenten Reizüberflutung zu entgehen, neigen viele Hochsensible zur Isolation. Sie müssen sich von den Strapazen des Tages abends zu Hause erholen und sagen deshalb jede Einladung ab. Auch am Wochenende sind sie lieber allein. Trotz Ihres sehr großen Ruhebedürfnisses möchten wir Sie animieren, hinauszugehen und sich mit Menschen zu treffen. Andauernde Isolation kann in die vollkommene Einsamkeit und Depression führen.

Versuchen Sie Kompromisse einzugehen:

- Sagen Sie nicht einen ganzen Abend ab, sondern verabreden Sie sich für eine Stunde, etwa zu einem Glas Wein oder Tee.
- Gehen Sie mit ins Kino, aber hinterher nicht mehr mit aus.

- Laden Sie Freunde zu einer Schüssel Pasta ein und nicht zu einem zeit- und arbeitsintensiven Drei-Gänge-Menü.
- Suchen Sie eine Freizeitbeschäftigung, die Sie mit einem Bekannten oder Freund regelmäßig ausüben können. Dieser Fixpunkt – zum Beispiel einmal wöchentlich oder monatlich – verhindert vollkommene Isolation.

Gleichgültig, wofür Sie sich interessieren und was Sie unternehmen, bitten Sie jemanden um Begleitung, sodass Sie sich über das Erlebte austauschen können. Sprechen Sie mit Ihrer Familie und guten Freunden über Ihre Hochsensibilität. Erklären Sie ihnen, dass sowohl Rückzugszeiten als auch gemeinsame Stunden für Sie wichtig sind. Das erleichtert das Zusammensein und entbindet Sie davon, die Zeitbegrenzung ständig rechtfertigen zu müssen.

Aufnahme fremder Gefühle

Als hochsensibler Mensch besitzen Sie sehr wahrscheinlich die Fähigkeit, die Gefühle anderer Menschen intensiv zu spüren. Sie fühlen sich in die Traurigkeit des anderen hinein, in seinen Liebeskummer, in seine Sorgen und fühlen mit ihm. Das ist eine große Gabe. Doch Hochsensible haben nicht nur ein Gespür für die Gefühle anderer Menschen, sondern sie neigen auch dazu, die Gefühle der anderen quasi in sich aufzunehmen. Mitunter können sie dann nicht mehr differenzieren, ob es sich um die eigenen Emotionen oder die des Gegenübers handelt. Diesen Zustand nennt man Gefühlszusammenfluss.

Zu viel Mitfühlen kann nicht nur belasten, sondern auch krank machen (Depression). Es ist wichtig, dass Sie immer wieder in sich hineinspüren, ob es sich um Ihr eigenes Gefühl handelt. Emotionale Distanz ermöglicht es, dem anderen hilfreich zur Seite zu stehen. Stellen Sie sich vor, Sie steigen zu einem in Seenot geratenen Menschen in das untergehende Boot und teilen mit ihm seine Ängste und Qualen. Sie fürchten sich genauso wie er und weinen um das Schicksal mit ihm Seite an Seite. Was würde passieren? Weder ihm noch Ihnen ist mit Ihrem Mitfühlen gedient. Im Gegenteil: Sie würden beide untergehen. Wenn Sie jedoch die Gefühle der Angst und Verzweiflung bei dem Schiffbrüchigen belassen können und sie stattdessen als Aufforderung, ihm zu helfen, verstehen, werden Sie ihm einen Rettungsring zuwerfen und ihn später an Land in die Arme schließen können.

Testen Sie Ihr Mitgefühl

Beobachten Sie sich selbst:

- Neigen Sie dazu, Ihre eigenen Gefühle zu verdrängen? Lächeln Sie zum Beispiel, wenn Ihnen eigentlich zum Weinen zumute ist?
- Bleiben Sie ruhig, wenn Sie eigentlich innerlich kochen und Ihre Wut heraus-

ABGRENZUNGSÜBUNG AUS DEM QIGONG

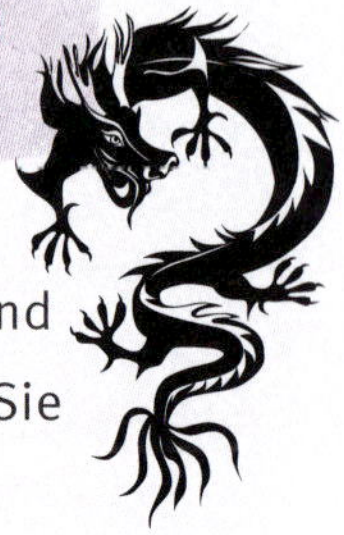

Abgrenzung ist wichtig, denn wenn Sie zu viel Mitgefühl haben und Ihre Aura nicht abgrenzen, geht es Ihnen schlecht. Dann können Sie dem anderen nicht mehr helfen oder zuhören.

Der Drache gilt in China als Symbol für Macht und Stärke und wurde um göttlichen Schutz angebetet. Er ist dem Männlichen, also dem Yang zugeordnet.

DER ROTE DRACHE SPREIZT SEINE KLAUEN

Mit dieser Qigong-Übung fördern Sie Ihre Fähigkeit, sich abzugrenzen. Versuchen Sie, alle Bewegungen in einem fließenden Rhythmus auszuführen.

1. Stellen Sie sich mit geschlossenen Beinen aufrecht hin. Bewegen Sie nun Ihre Hände so vor den Bauch, als ob Sie damit einen imaginären fußballgroßen Ball halten. Die linke Hand liegt oben auf dem Ball.
2. Atmen Sie ein und stellen Sie dabei Ihren linken Fuß nach vorne und etwas nach links außen. Ihren Kopf und Ihren Oberkörper drehen Sie um 45 Grad nach rechts, die rechte Hand mit der nach oben zeigenden Handfläche und der rechte Arm gehen nach hinten, die linke Hand und den linken Arm bewegen Sie nach vorne vor den Körper.
3. Beide Hände sind ausgestreckt, die Arme im Ellbogen etwas angewinkelt. Ihr Blick folgt der rechten Hand. Ihr Gewicht ruht auf dem rechten Bein.
4. Nun führen Sie die rechte Hand in einem kleinen Bogen nach oben auf Augenhöhe, die Handfläche zeigt dabei nach unten. Ihr Blick folgt wieder der Hand.
5. Drehen Sie den Oberkörper nach vorne und den linken Arm leicht nach oben. Führen Sie die rechte Hand über die linke Hand, diese ziehen Sie leicht an. Beide Hände formen eine Drachenklaue, das heißt, die Finger sind leicht gespreizt und gebogen, als ob Sie etwas greifen wollen.
6. Dann stellen Sie den linken Fuß zurück in die Ausgangsposition. Die Hände nehmen Sie vor den Bauch, als ob sie wieder einen imaginären Fußball halten, allerdings ist jetzt die rechte Hand oben.

Führen Sie anschließend in einem zweiten Durchgang alle Bewegungen zur anderen Seite hin aus.

Machen Sie die Übung bei Bedarf täglich und so lange, bis Sie sich stabil fühlen.

schreien wollen? Versuchen Sie, mit Ihren Gefühlen in Einklang zu kommen.

- Neigen Sie dazu, die Gefühle anderer in sich aufzunehmen? Wenn der andere traurig oder enttäuscht ist, sind Sie dann auch traurig und enttäuscht? Lassen Sie die Emotionen bei dem anderen, denken Sie an das Beispiel des Schiffbrüchigen ▸ **siehe Seite 33**.

Sich verantwortlich fühlen

Weil Hochsensible ein intensives Gespür für die Bedürfnisse ihres Gegenübers haben, neigen sie dazu, sich für die Erfüllung der Wünsche anderer verantwortlich zu fühlen. Das betrifft insbesondere das Gelingen von Abläufen im Alltag. Diese Abläufe werden den Familienmitgliedern oder den Kollegen nicht selten zu 100 Prozent abgenommen. Die Verantwortlichkeit kann dann schnell in Schuldgefühle umschlagen, wenn der andere mit den Ergebnissen nicht zufrieden ist, sich als nicht dankbar erweist oder aber die Verantwortung für eine misslungene Aktion auf Sie abwälzt. Denn Sie hatten sich ja vorgenommen, die Wünsche des anderen zu erfüllen, oder Sie hatten versprochen, dass Sie alles fristgerecht schaffen, was erledigt werden muss.

Hinterfragen Sie Ihre Schuldgefühle:

- Wann ist das Gefühl »berechtigt«? Wenn Sie Ihren Prinzipien zuwiderhandeln, sich selbst verraten?
- Wann ist das Gefühl nicht »berechtigt«? Wenn es um die Erfüllung der Wünsche der anderen Menschen geht? Oder wenn es darum geht, wie eine Maschine funktionieren zu müssen?

Es ist nicht leicht und erfordert Zeit, sich von diesen irrationalen Schuldgefühlen zu befreien. Seien Sie gnädig mit sich selbst, wenn es nicht sofort klappt.

TIPP

ÜBUNG AUS DER KINESIOLOGIE

Sagen Sie sich einen der folgenden Sätze mehrmals hintereinander vor und klopfen Sie dabei sacht auf Ihre Thymusdrüse (sie liegt hinter dem Brustbein). Dadurch verankern Sie die Sätze sowohl auf seelischer als auch auf körperlicher Ebene.

- »Ich darf Fehler machen und daraus lernen.«
- »Ich habe das Recht, keine Lust auf ... zu haben.«
- »Ich muss das ... jetzt nicht tun oder erfüllen.«

Wiederholen Sie die Übung mehrmals täglich, üben Sie aber mindestens einmal pro Tag.

Mehr zu diesem Thema lesen Sie auf Seite 38 unter »Hochsensibilität in der Partnerschaft«.

Suche nach Anerkennung

Als Hochsensibler sind Sie möglicherweise schon Ihr Leben lang auf der Suche nach Anerkennung. Vielleicht sind Ihre Qualitäten als merkwürdig oder absonderlich bewertet oder auch ignoriert worden. Um nicht in die Rolle des Außenseiters gedrängt zu werden, haben Sie sich angewöhnt, hilfsbereit und freundlich zu sein. Sie sind sozusagen der gute Geist in der Firma, der Soldat in der Familie oder die Freundin, die man Tag und Nacht anrufen kann.
Solange es Ihnen in dieser Rolle gut geht, ist alles in Ordnung. Viele hochsensible Menschen berichten aber, dass sie sich ausgenutzt fühlen oder zu wenig Anerkennung für ihr Engagement erhalten. Sich selbst in den Fokus zu rücken, liegt zwar nicht jedem, hat jedoch mit einem gesunden Selbstwertgefühl zu tun. Vielleicht hält Sie Ihre Schüchternheit davon ab, Ihre Taten zu benennen. Zählen Sie auf, was Sie alles geleistet haben, und holen Sie sich aktiv Lob ab. Wenn dies anfangs noch nicht im Außen gelingt, dann loben Sie sich im Stillen: »Ich habe das gut gemacht.« »Ich finde, das ist mir gut gelungen.« »Ich bin stolz auf das, was ich geleistet habe.«

Sich zurückziehen

Für hochsensible Menschen ist es eine gesundheitliche Vorsorgemaßnahme, sich immer wieder zurückziehen und die Situation überdenken zu können. Dieser Vorgang ist

Ihre Ausarbeitung ist bei den Vorgesetzten und Kollegen gut angekommen und Sie haben viel Lob erhalten. Anerkennung ist für Hochsensible sehr wichtig, um ihr Selbstwertgefühl zu pushen.

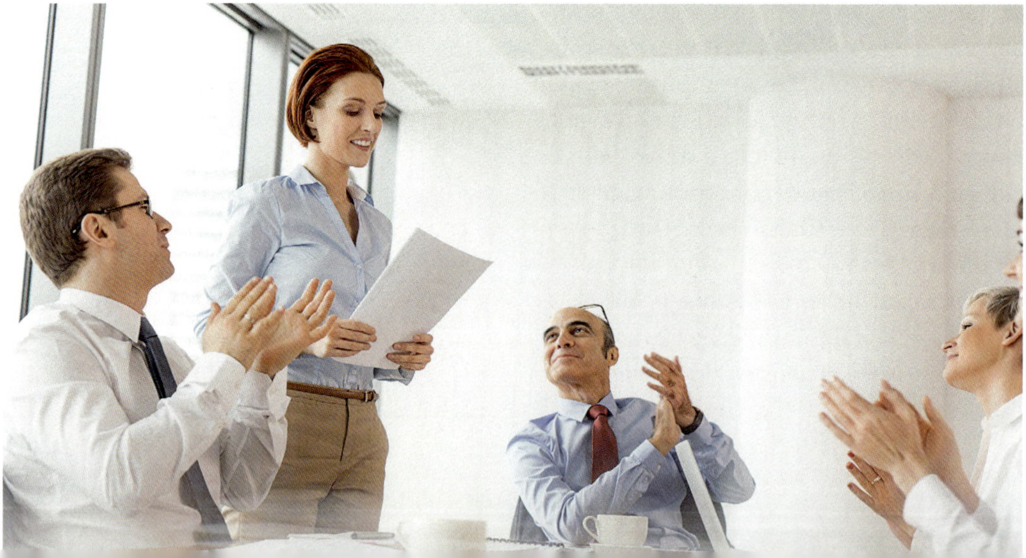

vergleichbar mit dem Verdauungsprozess im Körper. Sie haben eine Mahlzeit gegessen, und nun zerlegen Magen und Darm diese in ihre Bestandteile: in Eiweiße, Fette und Kohlenhydrate. Die einzelnen Nährstoffe müssen dann über das Blut zu den verschiedenen Organen und Körpersystemen transportiert werden. Der Vorgang benötigt seine Zeit und macht müde. Genauso ergeht es Ihrem Reizverarbeitungssystem. Es hat viele Eindrücke aufgenommen und nun braucht es Zeit und Ruhe, um diese zu »verdauen«. Elaine Aron ▸ **siehe Seite 10** prägte für diesen Vorgang bei hochsensiblen Menschen den Begriff »pause-to-check«, das heißt innehalten und Bilanz ziehen:

- Was ist passiert?
- Was ist stimmig?
- Womit geht es mir gut?
- Womit geht es mir gerade nicht gut?
- Womit geht es mir besser?

Nehmen Sie sich immer wieder Pausen, um die Eindrücke des Tages betrachten zu können und Entscheidungen sacken zu lassen. Optimal dafür ist ein ruhiger Raum oder ein Ort, den Sie zu Ihrem persönlichen Schutzraum erklären. Es kann ein Zimmer oder ein Sofa oder Sessel sein. Kommunizieren Sie in Ihrer Familie oder an Ihrem Arbeitsplatz, dass Sie diesen Raum oder Platz als Rückzugsort benutzen. Es muss gewährleistet sein, dass jeder Sie in Ruhe lässt, wenn Sie dort einkehren oder Platz nehmen. Denn die Möglichkeit des Rückzugs – örtlich und zeitlich – ist für hochsensible Menschen ein Grundbedürfnis.

Lernen, sich abzugrenzen

Rückzug will aber gelernt und vor allem kommuniziert sein. Rückzug setzt die Fähigkeit voraus, sich abgrenzen zu können. Abgrenzung bedeutet, seine eigenen Grenzen zu kennen und diese nach außen zu vermitteln. In den allermeisten Fällen erfordert Abgrenzung ein Nein. Für viele Hochsensible ist dies ein Akt der Unmöglichkeit, weil sie unter anderem nicht unhöflich sein wollen, weil sie zu wenig Selbstbewusstsein haben oder weil sie sich in die Gefühlswelt desjenigen, dem sie eine Grenze aufzeigen, hineinversetzen. Im Zweifel fühlen sie im Moment des Grenzensetzens selbst die ganze Bandbreite der Gefühlspalette: Ablehnung, Schmerz, Liebesentzug und Verletzung. Respektvolles Neinsagen kann aber erlernt werden ▸ **siehe Seite 116.**

»NEIN«

Üben Sie, bewusst Grenzen zu setzen. Lernen Sie, freundlich Nein zu sagen und nicht für alles und alle zur Verfügung zu stehen. Hier ein paar Vorschläge für ein freundliches Nein, und sei es, dass Sie die Zeit »nur« für sich selbst benötigen:

- Heute / Dieses Mal nicht …
- Vielleicht ein anderes Mal …
- Heute passt es mir nicht so gut.
- Ich habe schon etwas anderes vor.

HOCHSENSIBILITÄT IN DER PARTNERSCHAFT

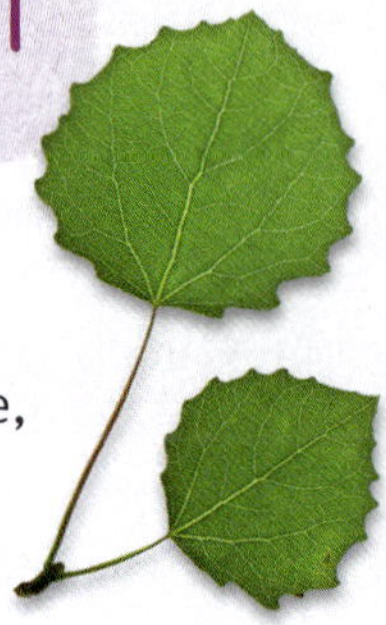

Hochsensible stellen hohe Ansprüche an ihren Partner. Ein Grund dafür ist die erhöhte Wahrnehmung jedes Details (Blick, Wort, Geste, Berührung). Auch Gefühle werden sehr intensiv wahrgenommen.

GEFÜHLSZUSAMMENFLUSS UND DIE FOLGEN

Viele Hochsensible versetzen sich sozusagen naturgemäß in die Empfindungen des anderen hinein, oft so stark, dass dessen Emotionen unbemerkt übernommen werden. Es kommt zu einem Gefühlszusammenfluss ▸ **siehe Seite 33**, der für beide Seiten sehr belastend sein kann.

> »Im Hirn des Hochsensiblen wird sehr viel interpretiert und im Herzen sehr viel gefühlt.«
>
> SUSAN MARLETTA HART

Oft passiert es auch, dass sich der Hochsensible mit seinen starken Emotionen unverstanden fühlt. Der Partner seinerseits steht diesen Gefühlen hilflos gegenüber oder fühlt sich sogar bedrängt. Abgrenzung ist darum vor allem auch in der Partnerschaft ein großes Thema. Auch wenn es Ihnen schwerfällt, grenzen Sie sich ab und versuchen Sie, in Ihrer eigenen (Gefühls-)Welt zu bleiben. Für den Partner gilt das Gleiche: Erklären Sie Ihrem hochsensiblen Partner immer wieder, wo Sie gefühlsmäßig stehen. Auf diese Weise können Sie beide ausloten, auf welcher Ebene Sie sich treffen und womit es Ihnen beiden gut geht.

Normalsensibler mit Hochsensiblem – Achtsamkeit: Haben sich ein Normalsensibler und ein Hochsensibler ineinander verliebt, ist vor allem Toleranz, Akzeptanz und Reden gefragt. Das eigene Empfinden und Handeln transparent zu gestalten, ist äußerst wichtig. Die Grenzen müssen ausgelotet und besprochen werden (zum Beispiel Einladungen zu Festen mit maximal zehn Personen). Der Normalsensible kann vom Hochsensiblen Achtsamkeit lernen. Umgekehrt kann der Hochsensible lernen, sich zu öffnen für das »normale« Leben. Diese Konstellation kann für beide Seiten sehr befruchtend sein.

Zwei Hochsensible – Langeweile möglich: Sind beide Partner hochsensibel, können sie sich gegenseitig viel Ruhe und Verständnis geben. Es besteht allerdings auch die Gefahr, wenn sich beide zu sehr aufeinander konzentrieren und aus Angst vor Reizüberflutung von der Welt absondern, dass es auf Dauer miteinander langweilig wird.

Hochsensibler und extrovertierter Hochsensibler: Wichtig in dieser Kombination ist ein achtsamer Umgang miteinander in Hinblick auf die Intensität und Menge der gemeinsamen Aktivitäten. Aktive Hochsensible mögen Abwechslung und sind gern unter Menschen. Dem hochsensiblen Partner ist dieses extrovertierte Leben zu anstrengend, und wenn er sich nicht gegen Reizüberflutung schützt, besteht die Gefahr gesundheitlicher Beschwerden. Respektiert der Extrovertierte das Ruhebedürfnis des anderen, kann die Beziehung fruchtbar sein: Der eine bringt Ruhe, der andere Aktivität.

Zwei extrovertierte Hochsensible – Vorsicht mit dem Gaspedal: Aktive Hochsensible neigen dazu, sich bis an die Grenze ihrer Kräfte zu verausgaben. Wenn zwei Menschen mit dieser Charaktereigenschaft zusammenkommen, kann es extrem anstrengend werden. Da beide alles fühlen, hören, sehen und interpretieren, bedarf es höchster Toleranz und offener Worte, um gegenseitige Missverständnisse und Grenzüberschreitungen zu vermeiden. Diese Partnerkombination verspricht eine sehr anregende, bereichernde und unterhaltsame Zeit. Sorgen Sie für ausreichende und regelmäßige Pausen – auch voneinander.

GEDANKENKREISEN UND DIE FOLGEN

Ein anderes großes Thema in einer Partnerschaft ist die Neigung von hochsensiblen Menschen zum Gedankenkreisen. Nicht nur während man den anderen sieht, sondern auch im Vorfeld sowie im Nachhinein werden oft gedanklich und emotional die bewegenden Momente immer wieder durchlebt und auch (über)interpretiert. Wichtig ist es auch hier, die Gedanken mit dem Partner zu kommunizieren. Grundsätzlich sind Toleranz, Ruhe und die Möglichkeit des Rückzugs für einen Hochsensiblen in einer Partnerschaft essenziell. Dessen sollten sich beide bewusst sein.

TIPP

RICHTIG KOMMUNIZIEREN

Ganz wichtig ist die Kommunikation Ihrer eigenen Gefühle und Bedürfnisse. Zurückhaltend sollten Sie mit Anmerkungen über Dinge sein, die Sie an dem anderen oder in seinem Leben beobachten. Dies könnte leicht als permanente Kritik aufgefasst werden und Ihr Gegenüber unbeabsichtigt in die Defensive bringen.

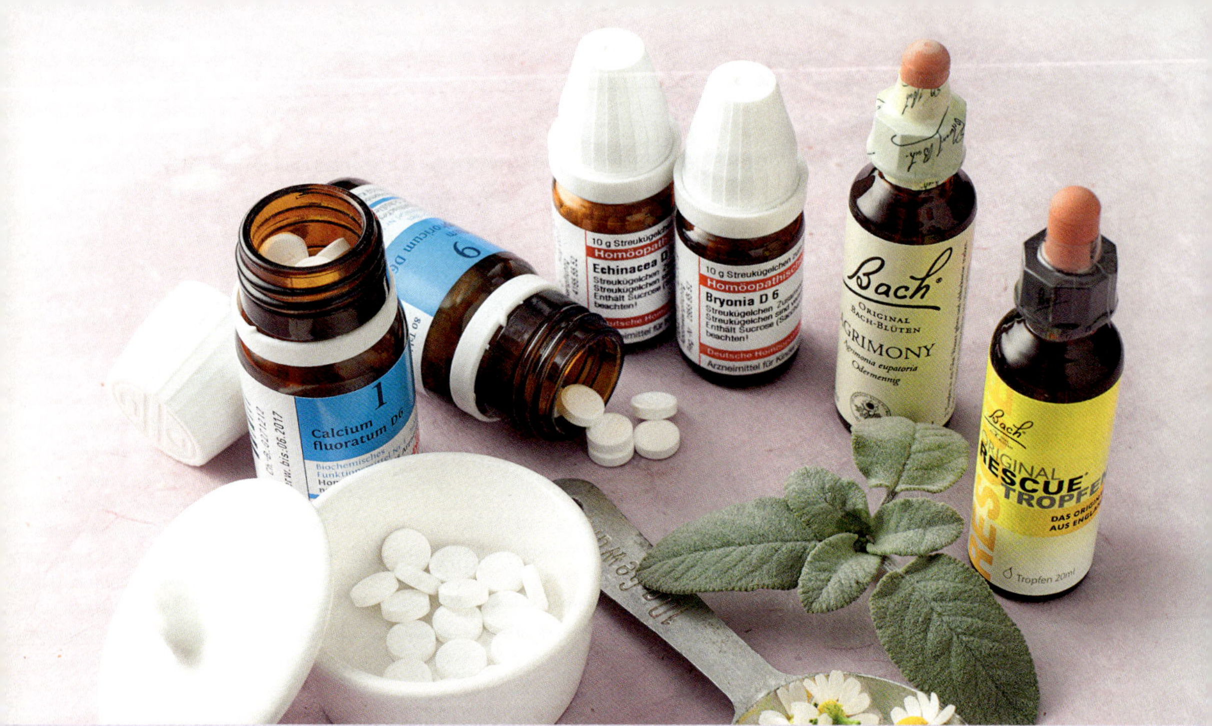

SANFTE HEILKUNDE IM ÜBERBLICK

Die Mehrzahl der hochsensiblen Menschen reagiert empfindsamer auf herkömmliche Medikamente. Eine niedrige Dosierung des entsprechenden Mittels gegen die jeweilige Beschwerde hat oft schon eine intensive, mitunter zu starke Wirkung. Die zur Komplementärmedizin zählenden Mittel und Verfahren setzen im Allgemeinen leichtere Reize und wirken sanfter. Darum eignen sie sich besonders gut für die Behandlung von Beschwerden bei Hochsensiblen. Im Folgenden empfehlen wir Ihnen als hochsensiblem Menschen Verfahren und Mittel, die sich unserer Erfahrung nach besonders bewährt haben und die sich für die Selbstbehandlung eignen. Dazu gehören Verfahren, Mittel und Übungen unter anderem aus der Akupressur, Aromatherapie, Homöopathie oder Pflanzenheilkunde sowie Entspannungsverfahren wie Yoga und Qigong.

Homöopathie

Die Homöopathie ist eine sanfte Heilmethode, die sich besonders gut für die Behandlung von hochsensiblen Menschen eignet. Sie wurde von dem deutschen Arzt Samuel Hahnemann (1755–1843) im 18. Jahrhundert entwickelt. Nach dem Grundsatz »Ähnliches wird durch Ähnliches geheilt« rufen die unverdünnten Mittel beim Gesunden bestimmte Symptome hervor, beim Kranken wirken sie in der homöopathischen Verdünnung jedoch heilsam gegen diese Symptome. So erzeugt zum Beispiel Bienengift eine Schwellung und Rötung der Haut und stechende Schmerzen. Das homöopathische Mittel Apis (Biene) hilft genau gegen diese Beschwerden. Die homöopathisch aufbereiteten Inhaltsstoffe aus metallischen, pflanzlichen und tierischen Ausgangsstoffen können bei vielen körperlichen und seelischen Krankheitsbildern eingesetzt werden.

Homöopathische Verdünnung ist ein spezielles Herstellungsverfahren: Die Mittel werden nach von Hahnemann festgelegten Schritten in einer Trägersubstanz (Alkohol und Wasser bzw. Milchzucker) verschüttelt oder verrieben und anschließend im Verhältnis 1:9 beziehungsweise 1:99 verdünnt, Hahnemann nannte dies potenziert.

Konstitutionsmittel: Diese homöopathischen Mittel wirken auf der geistigen, seelischen und körperlichen Ebene gleichzeitig. Sie können sinnvoll sein bei chronischen Erkrankungen. Die entsprechenden Mittel werden in sehr hohen Potenzen gegeben und wirken sehr tiefgreifend. Wir raten Ihnen als Hochsensiblem von einer Selbstmedikation mit einem Konstitutionsmittel ab. Das Mittel muss sehr genau zu der Diagnose passen und es kann heftige Reaktionen hervorrufen. Ziehen Sie hierfür einen Arzt oder Heilpraktiker zurate.

Anwendung der Mittel

Die Auswahl des Mittels erfolgt nach der genauen Beschreibung der Beschwerde. Hier-

Homöopathische Mittel gibt es in Form von Tabletten, Tropfen (Dilution) oder Globuli.

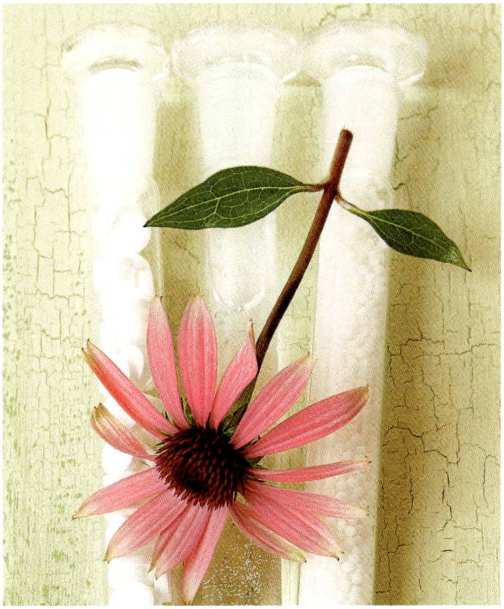

INFO

HOMÖOPATHISCHE MITTEL RICHTIG DOSIEREN

Normaldosis: Potenz D2 bis D12: 2-mal 3 Globuli oder 2-mal 5 Tropfen täglich; C9 und C12: 2-mal 1 Globuli täglich.
Akutfall: Potenz D3, D6, D12: stündlich 3 Globuli oder 5 Tropfen über bis zu 8 Stunden.
Notfall: Potenz D3, D6, D12: 2 Globuli oder 5 Tropfen alle 15 Minuten über bis zu 3 Stunden.
Beobachten Sie sich genau. Bessern sich die Beschwerden, dann reduzieren Sie die Einnahme allmählich auf 1-mal täglich, 1-mal wöchentlich, alle zwei Wochen und so weiter. Haben Sie keine Beschwerden mehr, dann setzen Sie das Mittel ab.

bei werden sowohl die körperlichen als auch die seelischen Aspekte berücksichtigt. Das heißt, das Mittel ist für Sie zutreffend, das die meisten Übereinstimmungen zeigt mit Ihrem derzeitigen Zustand.
Einnahme der Mittel: Hochsensible Menschen reagieren oft empfindlicher auf Medikamente und daher auch auf die Einnahme von homöopathischen Mitteln. Für die Selbstbehandlung empfiehlt es sich, niedrigere Potenzen, also weniger starke Verdünnungen zu wählen (D- und C-Potenzen bis D12 bzw. C12). Diese haben ein gutes Wirkspektrum und eine kürzere Wirkdauer – in der Regel stundenweise – und können darum in Bezug auf mögliche Nebenwirkungen gut gehandhabt werden.Wenn Sie merken, dass Sie auf ein Mittel stark reagieren, dann wechseln Sie nach dem Abklingen der verstärkten Symptome auf eine niedrigere Potenz, also von C12 auf D12 oder von D12 auf D6 oder ähnlich. Die Empfehlungen bei den Beschwerden ab Seite 57 beziehen sich auf die Einnahme von Globuli. Sollte es sich um Dilutionen (Tropfen) handeln, ist dies ausdrücklich vermerkt. Globuli lassen Sie im Mund, am besten unter der Zunge zergehen. Halten Sie einen zeitlichen Abstand von 15 Minuten zu Mahlzeiten ein.

ERSTREAKTION

Wenn Sie das Mittel passend gewählt haben, können sich die Symptome vorübergehend verschlimmern. Der Körper reagiert gerade bei Hochsensibilität heftig. Setzen Sie dann das Mittel sofort ab und wählen Sie, wenn die Symptome abgeklungen sind, eine niedrigere Potenz: statt D12 beispielsweise D6.

HEILUNGSBLOCKADE

Wenn Sie überhaupt nicht auf das gewählte Mittel reagieren (bitte Mittel gegebenenfalls überprüfen), könnten emotionale Ereignisse dessen Wirkweise blockieren. Hierzu zählen unter anderem Trennung, Schock, Trauer oder Unfall. Wenden Sie sich in diesem Fall an einen erfahrenen Therapeuten.

NEBENWIRKUNGEN UND WECHSELWIRKUNGEN

In der Regel sind homöopathische Mittel nebenwirkungsfrei bis nebenwirkungsarm. Allerdings sollten Sie homöopathische Mittel erst eine halbe Stunde nach dem Zähneputzen einnehmen, denn die in der Zahncreme enthaltene Pfefferminze kann die Wirkung beeinträchtigen. Aus dem gleichen Grund sollten Sie während der Einnahme von Homöopathika auch auf Mittel mit mentholhaltigen Inhaltsstoffen, auf Koffein oder Nikotin verzichten. Vermeiden Sie die Einnahme der Globuli und Tropfen von einem Metalllöffel.

MITTELKOMBINATION

Wir empfehlen, zu einem bestimmten Zeitpunkt nur ein einziges Mittel einzunehmen, also nicht zwei oder mehrere homöopathische Mittel miteinander zu kombinieren. Sollte das gewählte Mittel nicht innerhalb von drei Tagen zur Besserung Ihrer Beschwerden führen, setzen Sie es ab und wählen Sie mit einer Pause von einem Tag ein neues Mittel aus. Beobachten Sie die Reaktionen genau. Es kann auch sein, dass sich eine zunächst rein körperliche Beschwerde verändert und eine seelische Belastung folgt. Dann wählen Sie ein neues Mittel dafür aus.

Bach-Blüten

Die Therapie mit Bach-Blüten ist eine ganzheitliche Persönlichkeitstherapie, die von dem englischen Arzt Edward Bach (1886–1936) Anfang des letzten Jahrhunderts entwickelt wurde. Bach hat selbst 38 Blüten und ihre Wirkung beschrieben. Zusätzlich gibt es die Notfalltropfen (= Rescue Remedy®), welche die fünf Blütenessenzen Cherry Plum, Clematis, Impatiens, Rock Rose und Star of Bethlehem beinhalten. Bach-Blüten eignen sich hervorragend zur Selbsttherapie, vor allem von seelischen Belastungen.

Anwendung

Die Blüten werden zur höchsten Blütezeit gesammelt und in Quellwasser in die Sonne gelegt. Dadurch überträgt sich die Eigenschaft der Blüte auf das Wasser. Mit Alkohol

INFO

BACH-BLÜTEN RICHTIG DOSIEREN

Normaldosis: Geben Sie 2 Tropfen der Blütenlösung in 200 Milliliter stilles Mineralwasser und trinken Sie dieses über den Tag verteilt.
Akutdosis: Nehmen Sie alle 15 bis 30 Minuten 2 Tropfen der Blütenlösung direkt auf die Zunge ein.

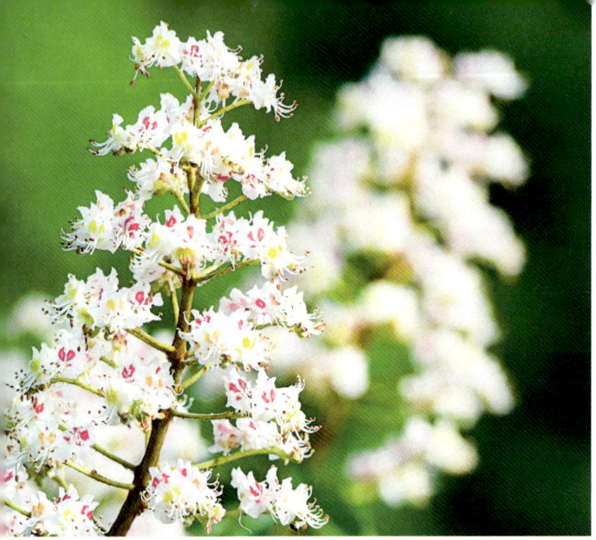

Menschen, die die Bach-Blüte White Chestnut brauchen, leiden unter der Reizüberflutung.

konserviert entsteht daraus die Urtinktur, die sogenannten Stockbottles. Zum Einsatz kommen meist verdünnte Lösungen, die Sie in der Apotheke bekommen. Wenn Sie empfindlich auf Alkohol reagieren, können Sie die Blüten auch in Essig lösen lassen.

Bei der **Auswahl der passenden Bach-Blüte** gehen Sie vor wie bei den homöopathischen Mitteln auf Seite 41 beschrieben. Wenn Sie beim Durchlesen der Beschwerden ab Seite 57 feststellen, dass die Beschreibung mehrerer Blüten zu Ihrer Beschwerde passt, können Sie bis zu vier Blüten in einem Fläschchen mischen lassen.

Im Lauf der Einnahme wird sich Ihre Beschwerde sehr wahrscheinlich ändern beziehungsweise verbessern. Das merken Sie daran, dass Sie unbewusst die Einnahme vergessen. Eventuell kann dann eine andere Blüte notwendig werden. Das ist nicht ungewöhnlich, Dr. Bach nannte es »von außen nach innen dem Grundproblem näherkommen«. Oder Sie brauchen gar keine mehr.

BACH-BLÜTEN FÜR HOCHSENSIBLE

Die folgenden Bach-Blüten eignen sich speziell für Hochsensible. Wenn Sie sich von der Beschreibung angesprochen fühlen, können Sie die Blüte lebenslang einnehmen oder bis Sie das Gefühl haben, es reicht.

Aspen: Dr. Bach beschreibt Menschen, denen diese Blüte hilft, als »mit einer Haut zu wenig auf die Welt gekommen«. Heute würden wir sagen: Sie sind empfindsam, feinfühlig, sensibel. Sie haben Vorahnungen und vage Ängste. Gedanken und Bilder schwirren Tag und Nacht in Ihrem Kopf. Aspen ist körperlich unter anderem assoziiert mit Zittern, Gänsehaut, Kopfschmerzen, müden Augen, Kreislaufproblemen, Schlafwandeln und Nervosität. Aspen unterstützt Sie darin, die eigenen Angstgefühle zu überwinden.

Cerato: Sie vertrauen Ihrer eigenen Intuition nicht genug. Sie sind unsicher und fragen Gott und die Welt, wie Sie sich entscheiden und handeln sollen. Sie möchten sich einer Autorität unterordnen. Sexuelle Störungen und Wirbelsäulenprobleme sind die körperlichen Beschwerden, bei denen Cerato hilft. Die Blüte fördert Ihr Selbstvertrauen und die innere Sicherheit.

Elm: Sie sind ein ehrgeiziger und leistungsbereiter Mensch, haben aber das vorübergehende Gefühl, einer Aufgabe oder Verantwortung nicht gewachsen zu sein. Sie sind seelisch und körperlich erschöpft und haben momentan Ihr Selbstvertrauen verloren. Sie fühlen sich krank, gönnen Ihrem Körper aber keine Erholungspause, allerhöchstens am Wochenende. Aber genau dann, wenn der Körper zur Ruhe kommt, bricht die Krankheit aus. Sie leiden unter Schlafstörungen. Elm lehrt Sie, maßvoll mit sich selbst umzugehen.

Mimulus: Sie betrachten die Dinge sensibler und missachten die Feinheiten, die Sie wahrnehmen, nicht. Sie sind schüchtern und sensibel. Viele Dinge im täglichen Leben machen Ihnen Angst. Probleme lösen Sie mit sich selbst, statt sich anderen Menschen mitzuteilen. Sie müssen sich regelmäßig zurückziehen, um Ihre Reserven (Kraft, Nerven) wieder aufzufüllen. Körperliche Symptome sind unter anderem Herzklopfen, Herzjagen, unruhiger Schlaf und Infektanfälligkeit der oberen Atemwege. Mimulus unterstützt Sie darin, dem Leben mutig und gelassen zu begegnen.

White Chestnut: Sie nehmen sehr viele Eindrücke und Reize aus der Umgebung auf und machen sich dann über alles Gedanken. Selbstgespräche, Nervosität und innere Angespanntheit sind die Begleiterscheinungen. Zähneknirschen, Müdigkeit, Schlafstörungen und Kopfschmerzen sind Beispiele der körperlichen Symptome. Mit dieser Blüte können Sie wieder ruhig und klar denken.

Wild Oat: Sie sind vielseitig begabt, ehrgeizig und möchten unbedingt aus Ihrem Leben etwas ganz Besonderes machen. Sie können sich aber nicht entscheiden, was das sein könnte, und sind vor lauter Kreativität ganz ruhelos. In Ihrem Innersten sind Sie unsicher. Körperliche Symptome sind die Folgen der seelischen Niedergeschlagenheit: ein schwaches Immunsystem, sexuelle Störungen, Ohrkrankheiten, Schlafstörungen. Wild Oat hilft, die verschiedenen Interessen in einen guten Einklang zu bringen, damit Sie Ihr Ziel erreichen.

Phytotherapie

In der Phytotherapie (Pflanzenheilkunde) werden zur Behandlung und Vorbeugung von Krankheiten Arzneipflanzen verwendet, und zwar entweder die ganze Pflanze oder Teile davon, wie zum Beispiel Wurzeln, Blätter oder Blüten. In der europäischen Naturheilkunde, der Traditionellen Chinesischen Medizin, dem indischen Ayurveda, dem Schamanismus und anderen Naturmedizin-Richtungen sind Arzneipflanzen eine wichtige Säule der Behandlung. Weltweit werden aus mehr als 20 000 Pflanzenarten Arzneimittel hergestellt.

Phytotherapeutika können getrocknet für die Bereitung von Heiltees eingesetzt werden oder sind unter anderem in Form von Kapseln, Pulver und Tinkturen in Apotheken erhältlich. Diese sogenannten Phyto-

INFO

PHYTOTHERAPIE FRÜHER UND HEUTE

Die ältesten Aufzeichnungen der Anwendung von Pflanzen zu Heilzwecken sind über 6 000 Jahre alt. Das Wissen wird heute mit modernen Methoden optimiert. So wird seit über 2 000 Jahren der Einjährige Beifuß *(Artemisia annua)* bei Infektionen durch Mücken eingesetzt. Seit einigen Jahren ist die Reinsubstanz Artemisinin aus diesen Pflanzen als Arzneimittel gegen Malaria zugelassen. Ein anderes Beispiel ist Mohn *(Papaver somnifera)*. Seine berauschende Wirkung ist seit Jahrtausenden bekannt. Heute werden Mohnpräparate in Form von Opioiden (unter anderem Morphin, Codein, Narcotin) in der Schmerztherapie eingesetzt.

pharmaka besitzen ein breites therapeutisches Spektrum und Wirkprofil und zeigen oft weniger Nebenwirkungen als synthetisch hergestellte Medikamente.
Die Inhaltsstoffe unterliegen natürlichen Schwankungen durch Jahreszeiten, Standort, Klima und Erntebedingungen. Auch die Lagerungsbedingungen und das Herstellungsverfahren beeinflussen die Wirkung. Daher gibt es standardisierte Vorgaben für die Ausgangsstoffe und die Verarbeitungsmethoden. Diese sind bei Präparaten aus der Apotheke gewährleistet.

Anwendung

Phytotherapeutika können je nach Inhaltsstoffen unter anderem gegen Bakterien, Viren, andere Einzeller oder Pilze helfen, schmerzlindernd wirken, das Immunsystem stärken oder den Schlaf fördern.
Wir empfehlen in diesem Ratgeber vorwiegend den Einsatz der getrockneten Kräuter als Basis für einen Teeaufguss, weil Hochsensible auf andere Zubereitungen wie zum Beispiel Tinkturen oft zu stark reagieren. Aus den Tees lassen sich dann Wickel oder Badezusätze herstellen.
Damit die Kräuter ihre Wirkung richtig entfalten können, sollte der Tee daraus – wenn nicht anders angegeben – morgens nüchtern und abends vor dem Schlafengehen getrunken werden. Es kann sinnvoll sein, den Tee aus nur einem Kraut oder aus einer Kräutermischung zu bereiten. Diese Informationen erhalten Sie von uns bei jeder Beschwerde ab Seite 57.
Allgemeines Teerezept: Wenn nichts anderes angegeben ist, dann übergießen Sie einen Teelöffel der getrockneten, zerkleinerten Pflanzenteile mit 150 Milliliter kochendem Wasser, lassen das Ganze zugedeckt zehn Minuten ziehen und gießen die Flüssigkeit durch ein Sieb ab.

Für ein Vollbad bereiten Sie den Aufguss aus ein bis zwei Handvoll der Kräuter und 500 Millilitern Wasser zu.

Adaptogene

Adaptogene sind eine Sondergruppe der Phytopharmaka. Sie enthalten Wirkstoffe, die gezielt gegen Stress und Überlastung helfen. Sie stärken das Immunsystem und erhöhen die Belastbarkeit von Geist und Körper. Es gibt viele wissenschaftliche Untersuchungen zur Wirkweise der Adaptogene. So hat man zum Beispiel herausgefunden, dass ein Extrakt der Rosenwurz *(Rhodiola rosea)* die Überträgersubstanzen der Nervenzellen, sogenannte Neurotransmitter, im Gehirn beeinflusst. Dazu zählen die Botenstoffe Dopamin, Serotonin und Endorphin. Man vermutet, dass die Rosenwurz das Enzym Monoamin-Oxidase hemmt und dadurch die Botenstoffe leichter und vermehrt ins Gehirn gelangen können. Nach diesem Prinzip funktionieren auch die klassischen, synthetisch hergestellten Antidepressiva.
Wie diese steigert auch die Rosenwurz nachweislich die geistige Leistungsfähigkeit und hebt die Stimmung und Belastbarkeit.
Im Körper vermindert die Rosenwurz die Ausschüttung von Stresshormonen und beugt darum Erschöpfung und Burnout vor.
Weitere traditionelle Adaptogene sind Echter und Amerikanischer Ginseng (Fünf-Blatt-Ginseng), Taigawurzel, Chinesisches Spaltkörbchen, Eberwurz oder Färberdistel.

Ätherische Öle

Bei den Beschwerden ab Seite 57 empfehlen wir auch immer wieder ätherische Öle. Dies sind Inhaltsstoffe, die die Pflanzen unter anderem produzieren, um Insekten zum Bestäuben anzulocken oder um sich gegen Gefressenwerden zu schützen. Auf uns haben die oft stark riechenden ätherischen Öle heilende Wirkung. Sie helfen zum Beispiel gegen Keime, lindern Krämpfe oder beeinflussen die Psyche positiv.

INFO

AKUPRESSUR

So bezeichnet man eine Form der chinesischen Massage, bei der Druck mittels der Fingerkuppe oder des Fingernagels auf bestimmte Punkte auf der Körperoberfläche ausgeübt wird. Die Punkte liegen auf den sogenannten Meridianen, das sind nach der Traditionellen Chinesischen Medizin (TCM) Energieleitbahnen, in denen die Lebensenergie fließt. Durch den Druck werden die Selbstheilungskräfte des Körpers angeregt, Blockaden gelöst und einzelne Organsysteme belebt oder beruhigt.
Bei den entsprechenden Beschwerden nennen wir die Punkte und die Dauer der Anwendung.

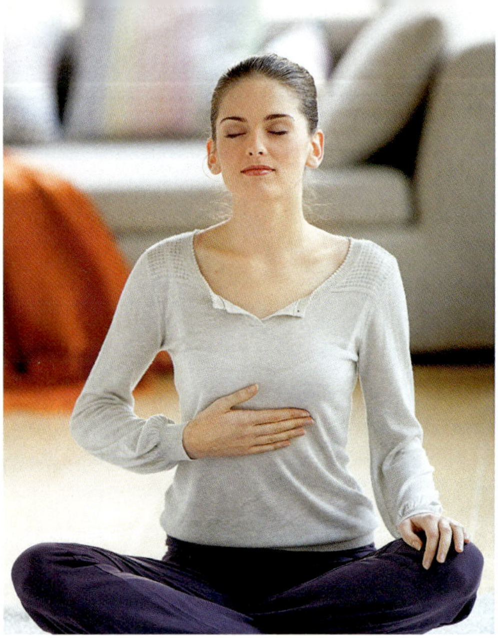

Meditation eignet sich, um Schmerzen zu lindern und das Immunsystem zu stärken.

Ätherische Öle können in der Duftlampe oder vermischt mit Sahne im Badewasser zum Einsatz kommen. Wenn ab Seite 57 nichts anderes vermerkt ist, dann geben Sie fünf Tropfen der genannten Öle in die Wasserschale der Duftlampe.

MASSAGE

Vermischt mit Mandelöl können Sie die ätherischen Öle auch als Massageöl einsetzen. Bei dieser Heilmethode werden Gewebe, vor allem Muskeln, durch Kneten, Ziehen oder Streichen gelockert, die Durchblutung gesteigert, Schmerzen gelindert und ein Gewebestau aufgelöst. Bei Bedarf nennen wir spezielle Massageöle.

Entspannungstechniken

Für Hochsensible ist das Erlernen von Entspannungstechniken sehr wichtig. Dadurch haben Sie ein kraftvolles, praxisbewährtes Werkzeug in der Hand, das Sie aktiv gegen Überreizung und Erschöpfung oder zur Ruhefindung und Erholung einsetzen können. Aktives Abschalten benötigen Ihr Körper und Ihr Geist, um gesund zu bleiben.

Atemtechnik

Das Erlernen einer Atemtechnik kann unter anderem Angst lösen, beruhigen, gegen Stress helfen, besseres Einschlafen und Ausgeglichenheit fördern. Führen Sie die Techniken so oft aus, wie Ihnen danach ist, in stressigen Zeiten auch mehrmals am Tag.

PRANAYAMA-ATMUNG

Diese Atemübung fördert tiefe innere Ruhe und Entspannung im Alltag. Sie lehrt die tiefe Bauchatmung.
So geht's: Legen Sie sich auf den Rücken. Legen Sie eine Hand auf Ihren Bauch. Atmen Sie tief in den Bauch. Übertreiben Sie etwas, sodass er sich nach außen wölbt. Atmen Sie 2- bis 3-mal länger aus als ein. Konzentrieren Sie sich auf den Atem, auf seinen Klang und seine Strömungsgeschwindigkeit.

KAPALABHATI-ATMUNG

Diese Atemtechnik fördert eine tiefe Atmung und intensiviert damit das Ausatmen

WICHTIG

RICHTIG ATMEN

Atmen Sie bei allen Atemübungen immer doppelt so lange aus wie ein. Das langsame Atmen beruhigt das vegetative Nervensystem und bringt Herz, Lunge und Gehirn wieder ins Gleichgewicht.

von Kohlendioxid. Der Name kommt aus dem Sanskrit und bedeutet Stirn-Leuchten.
So geht's: Setzen Sie sich auf Ihre Unterschenkel. Ihr Rücken ist gerade, die Hände liegen auf den Knien. Atmen Sie durch die Nase ein und in kraftvollen Stößen durch den Mund aus. Das Ausatmen forcieren Sie durch die Bauchmuskeln.

ANULOMA-VILOMA-ATMUNG

Die sogenannte Wechselatmungstechnik ist eine Reinigungsübung.
So geht's: Setzen Sie sich mit geschlossenen Augen gerade in den Yogasitz oder einen anderen für Sie möglichen Sitz. Schließen Sie mit dem rechten Daumen das rechte Nasenloch. Atmen Sie über das linke Nasenloch vier Sekunden tief in den Bauch. Schließen Sie mit Daumen und Ringfinger der rechten Hand beide Nasenlöcher und halten den Atem vier Sekunden an. Öffnen Sie das rechte Nasenloch und atmen Sie acht Sekunden tief aus, dabei leeren Sie die Lungen fast vollständig. Schließen Sie das linke Nasenloch mit dem kleinen Finger der rechten Hand und atmen durch das rechte Nasenloch vier Sekunden ein. Schließen Sie beide Nasenlöcher und halten die Luft vier Sekunden an. Öffnen Sie das linke Nasenloch und atmen acht Sekunden aus.
Wiederholen Sie die Atemübung über drei bis acht Runden. Das Verhältnis Einatmen : Anhalten : Ausatmen beträgt am Anfang 4:4:8. Steigern Sie dies auf 4:8:8, dann auf 4:12:8 und schließlich auf 4:16:8. Sie werden feststellen, wie Sie mit der Zeit Ihre Lungenkapazität erhöhen und Ihre Atmung unter Kontrolle bringen werden.

Meditation

Das Wort Meditation bedeutet »nachdenken, nachsinnen« und beschreibt eine spirituelle Praxis, bei welcher sich der Geist beruhigt und sammelt. In östlichen Kulturen und Religionen dient die Meditation zur Bewusstseinserweiterung und dem ganzheitlichen Gesunderhalt. Auch in unserem Kulturkreis ist die gesundheitsfördernde Wirkung täglicher Meditation erwiesen. Viele Studien der letzten Jahre belegen, dass Meditation Schmerzen lindert und bei der Behandlung von verschiedenen chronischen Krankheiten gute Erfolge zeigt, unter anderem bei Krebspatienten. Die immunstärkende Wirkung der Meditation unterstützt den Körper im Kampf gegen die Krankheit.

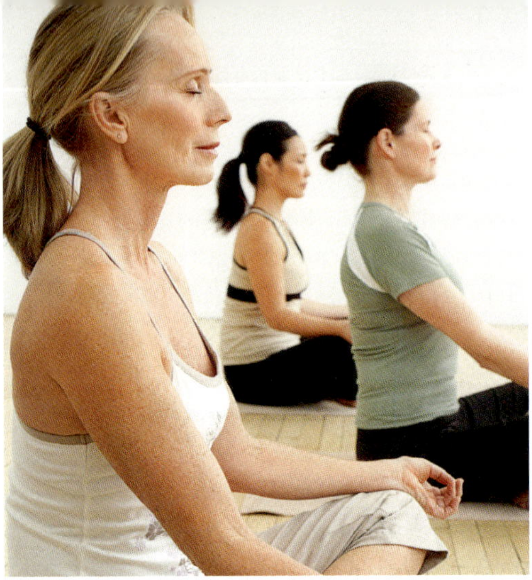

Durch Yoga können Sie Ihrem Körper zu mehr Ausgeglichenheit verhelfen.

Es gibt verschiedene Arten aktiver und passiver Meditation. Die passive Meditation wird im stillen Sitzen durchgeführt, die aktive Meditation durch Bewegung oder auch lautes Rezitieren. Informieren Sie sich über verschiedene Methoden. Meist dauert es eine Zeit, bis Sie die zu Ihnen passende Technik gefunden haben. Fangen Sie mit wenigen Minuten am Tag an und steigern Sie mit den Wochen die Dauer. Probieren Sie auch aus, zu welcher Tageszeit Meditation für Sie stimmig ist.

SAMATHA-MEDITATION

Bei der Geist-Ruhe-Meditation konzentriert sich der Meditierende auf eine Sache: seinen Atem, ein Chakra, Mantra, einen Gedanken. Dadurch werden alle anderen Gedanken ausgeschaltet, der Geist kommt zur Ruhe.

TRANSZENDENTALE MEDITATION (TM)

Die von dem indischen Lehrer Maharishi Mahesh Yogi ausgeübte Meditationspraxis wird seit den 1950er-Jahren weltweit angewendet. Der Schüler erhält ein Mantra (auf ihn passender, persönlicher weiser Satz), zu dem er zweimal täglich im Sitzen meditiert.

GEH-MEDITATION

Diese Meditation kann im geschlossenen Raum oder im Freien durchgeführt werden. Dazu setzen Sie sehr bewusst einen Schritt vor den anderen. Beim Einatmen gehen Sie einen Schritt, beim Ausatmen den nächsten.

Achtsamkeitstraining (MBSR)

Mindfulness based stress reduction (MBSR) ist ein Stressreduktionsprogramm, das von dem amerikanischen Medizinprofessor und buddhistischen Lehrer Jon Kabat-Zinn in den 1970er-Jahren entwickelt wurde. Seine stärkende Wirkung auf das Immunsystem und die Stress-, Angst- und Schmerzreduktion wurden von Kabat-Zinn und seinem Team in vielen Studien belegt. Das Programm dauert in der Regel acht Wochen und wird in einer Gruppe erlernt. Während des Kurses werden verschiedene Praktiken zur Stressreduktion eingeübt, wie bewusstes Atmen, Sitzmeditation oder Wahrnehmung von Körperempfindungen. Dazu gehören das genaue Beobachten der eigenen Emotionen und Gedanken, das Fühlen und Sehen. Zentrales Element ist der Bodyscan, eine über eine halbe Stunde dauernde meditative Übung, bei der die Aufmerksamkeit für den ganzen Körper systematisch geübt wird.

Yoga

Das Wort »Yoga« stammt aus dem Sanskrit und bedeutet »Verbindung, Vereinigung, Methode«. Yoga ist ein körperliches und geistiges Training, das den Körper strafft und kräftigt sowie durch meditative Übungen zu mehr Gelassenheit und Ausgeglichenheit führt. Es gibt viele Übungen in unterschiedlichen Yoga-Richtungen, wie zum Beispiel Vinyasa Yoga, Bikram Yoga, Hormon-Yoga. Bei uns sehr verbreitet ist das Hatha-Yoga. Yoga wirkt sich positiv auf die Gesundheit aus: Es erhöht unter anderem die Konzentrationsfähigkeit, stärkt das Herz-Kreislauf-System sowie das Immunsystem. Die Yoga-Übungen werden eingeteilt in Körperhaltungen (Asanas), Atemübungen (Pranayama), Konzentration (Meditation), Entspannungsübungen, Regenerationsübungen.

INFO

»DER FELS IN DER BRANDUNG«

Diese Übung können Sie sehr einfach jeden Morgen durchführen.
Stellen Sie sich aufrecht hin, die Füße parallel zueinander. Die Arme hängen neben dem Körper, die Handflächen zeigen nach vorne. Richten Sie sich innerlich auf. Balancieren Sie Ihren Kopf so, dass er in gerader Achse zum Becken steht. Stellen Sie sich vor, dass die Kraft vom Kopf durch die Füße bis tief in das Erdinnere fließt. Atmen Sie mindestens 20 Atemzüge tief ein und aus. Sie stehen wie ein Fels in der Brandung, nichts kann Sie erschüttern. Nehmen Sie dieses Bild mit in Ihren Tag.

Emotional Freedom Technique

EFT ist eine Form der psychologischen Akupressur. Sie hilft bei stressbedingten Symptomen und psychischen Belastungen. Bei dieser Technik werden Klopfübungen und Affirmationen kombiniert. Ein wenig Übung ist notwendig, damit es funktioniert.

So geht's: Als Erstes benennen Sie das Problem, wie zum Beispiel: »Ich habe Angst vor Prüfungssituationen.« Das Problem bewerten Sie auf einer Skala von 1 bis 10 (maximale Belastung).Wählen Sie dann einen für Sie stimmigen Satz, der das Problem in einen größeren, positiven Zusammenhang stellt, zum Beispiel: »Auch wenn ich unter Prüfungsangst leide, akzeptiere und liebe ich mich voll und ganz.« Sprechen Sie diesen Satz aus und klopfen Sie dabei mit der rechten Hand auf Ihre linke Handkante. Wiederholen Sie das Aussprechen und Klopfen 8- bis 10-mal. Dann sagen Sie den Satz,

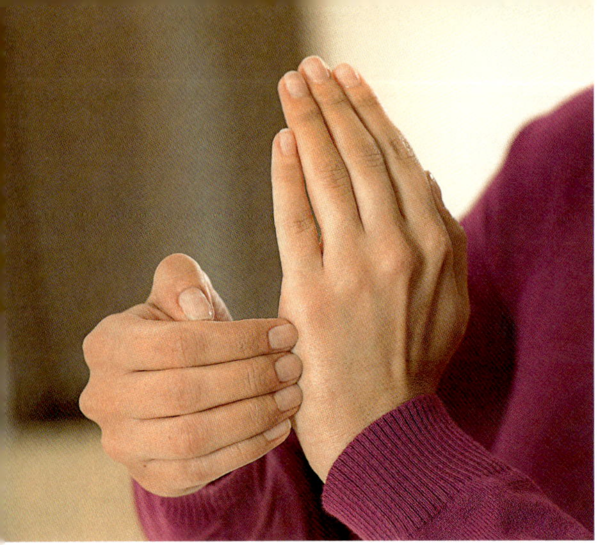
EFT, eine Form der Klopfakupressur, hilft bei Stress und psychischen Belastungen.

während Sie die EFT-Punkte nacheinander je 8- bis 10-mal klopfen.

Lage der EFT-Punkte:

- Anfang der linken Augenbraue am Nasenansatz
- an der Außenseite des linken Auges
- mittig unter dem linken Auge
- unter der Nase
- unter dem Mund / Mitte Kinn
- am Ansatz des linken Schlüsselbeins
- an der linken Flanke / Mitte Rippen
- am linken Handgelenk / über dem Puls
- an der linken Handkante
- auf dem Kopfscheitel

Tai-Chi Chuan und Qigong

In der Traditionellen Chinesischen Medizin verkörpert Chi die Lebensenergie. Ist ihr Fluss gestört, treten Krankheiten und Beschwerden auf. Tai-Chi und Qigong sind traditionelle Bewegungskünste, bei denen durch eingeübte Bewegungen die Lebensenergie wieder ungehindert ins Fließen kommt. Diese Energiearbeit ist nach traditioneller Auffassung für die innere seelische Entwicklung von zentraler Bedeutung. Jede körperliche Übung wirkt sich darum positiv auf den Geist aus und umgekehrt.
Es werden im Qigong und Tai-Chi ähnliche oder gleiche Übungen eingesetzt, Qigong wird vorwiegend im Stehen ausgeübt, Tai-Chi in der Bewegung. Geist und Körper bilden im Verständnis dieser Übungssysteme eine Einheit. Die Übungen im Tai-Chi formen Bilder wie »Der weiße Kranich breitet seine Flügel aus« oder »Den Tiger umarmen« und werden in langsamen, fließenden Bewegungen ausgeführt. Im Qigong heißen die Übungen zum Beispiel »Fliegender Kranich« oder »Acht Brokatübungen«.

> »Wer Tai-Chi ausübt, wird so geschmeidig wie ein Baby, so stark wie ein Holzfäller und so gelassen wie ein Weiser.«
>
> CHINESISCHER SPRUCH

PSYCHOLOGISCHE THERAPIEFORMEN

Durch das Erkennen der eigenen Hochsensibilität werden viele Fragen auftauchen in Bezug auf aktuelle und vergangene Situationen. Für ihre Lösung gibt es verschiedene Therapieangebote.

Es kann hilfreich und erleichternd sein, mit professioneller Hilfe Themen aufzulösen. Psychologische Psychotherapeuten qualifizieren sich durch ein abgeschlossenes Psychologiestudium und eine zusätzliche, mindestens dreijährige Therapieausbildung. Sie setzen im Gegensatz zu ärztlichen Psychoanalytikern oder Psychiatern keine Medikamente zur Behandlung ein.

BEISPIELE VON THERAPIEANGEBOTEN

Verhaltenstherapie: Der Therapeut bespricht und analysiert mit Ihnen Probleme aus Ihrer Lebensgeschichte und der aktuellen Lebenssituation. Sie erlernen in den Therapiesitzungen neue Verhaltensweisen, die Ihnen als Werkzeug zur Verfügung stehen, um aktuell und in zukünftigen kritischen Situationen stimmiger und besser zu reagieren (zu fühlen, denken, handeln).

Analytische Psychotherapie: In der Psychoanalyse werden lange zurückliegende, verdrängte und unbewältigte Konflikte in das Bewusstsein zurückgeholt. Indem Sie die Zusammenhänge zwischen den verdrängten Konflikten aus der Vergangenheit und dem aktuellen Problem erkennen, können Sie mithilfe des Therapeuten eine Lösungsstrategie entwickeln.

Gesprächstherapie: Im Mittelpunkt steht die Person und nicht das Problem. Man erlernt die Entwicklung verborgener Fähigkeiten und findet eigenständig Lösungen für Probleme.

Systemische Aufstellungen: Hier werden die aktuellen Konflikte als Störung im jeweiligen System (Familie, Arbeitsumfeld, Freundeskreis) gesehen. Blockierende Verhaltensweisen und Störfaktoren werden in Aufstellungen – meist in einer Gruppe – mit Stellvertretern für die jeweiligen Personen sichtbar gemacht und aufgelöst.

Psychodrama: Der Betroffene spielt seinen Konflikt wie auf einer Theaterbühne nach. Er wählt dazu bei Bedarf aus der Gruppe Personen aus, die Menschen oder Themen aus seiner Realität verkörpern. Ziel ist es, durch Spontaneität und Kreativität neue Handlungsmöglichkeiten für bekannte Konfliktsituationen aktiv zu entwickeln.

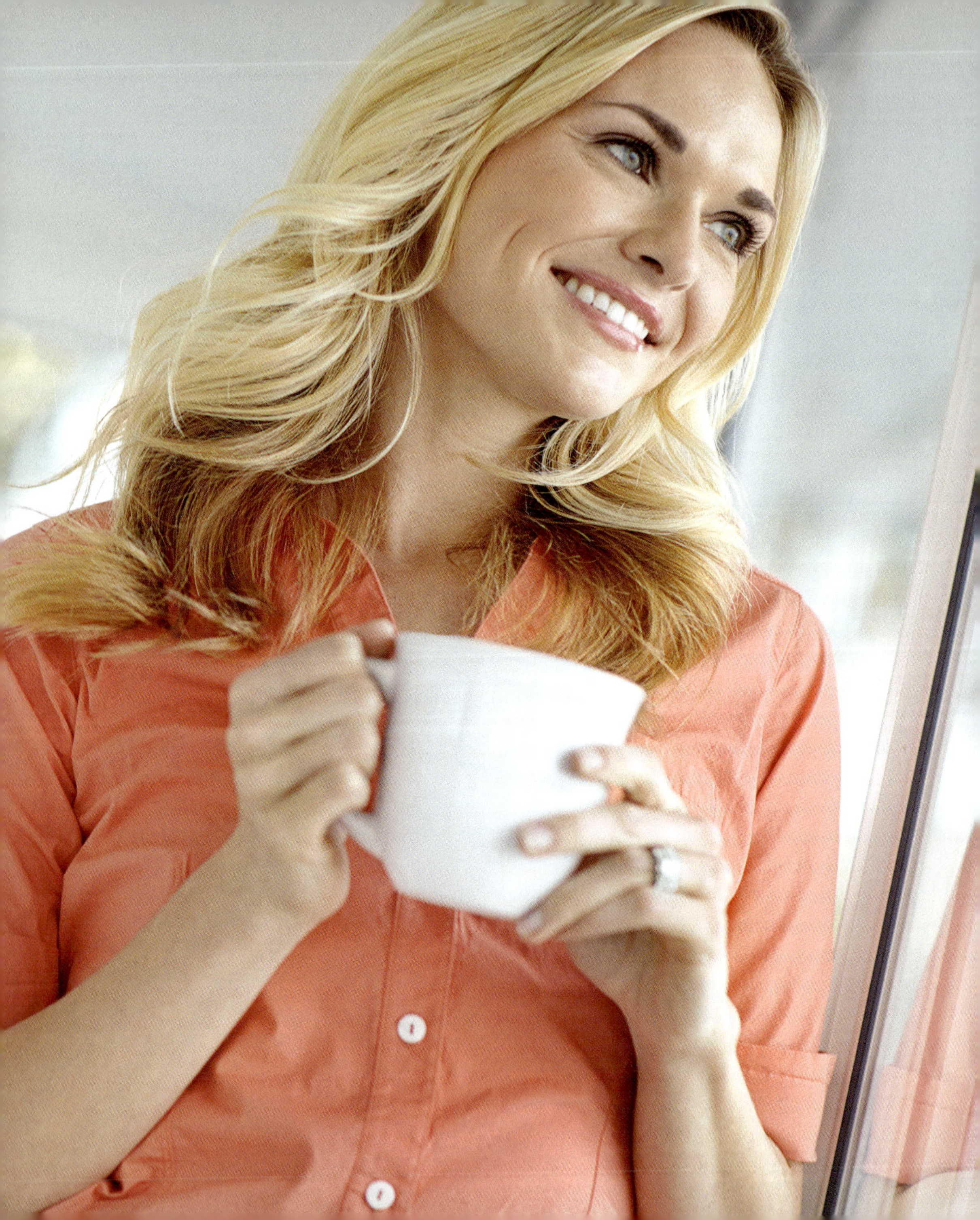

HILFE FÜR DEN ALLTAG

IN DIESEM KAPITEL FINDEN SIE SANFTE UNTERSTÜTZUNG BEI KÖRPERLICHEN UND SEELISCHEN BELASTUNGEN, WENN SIE HOCHSENSIBEL SIND. FÜR JEDE BESCHWERDE SCHLAGEN WIR HILFREICHE MITTEL, TIPPS ODER ÜBUNGEN VOR UND GEBEN WEITERE EMPFEHLUNGEN.

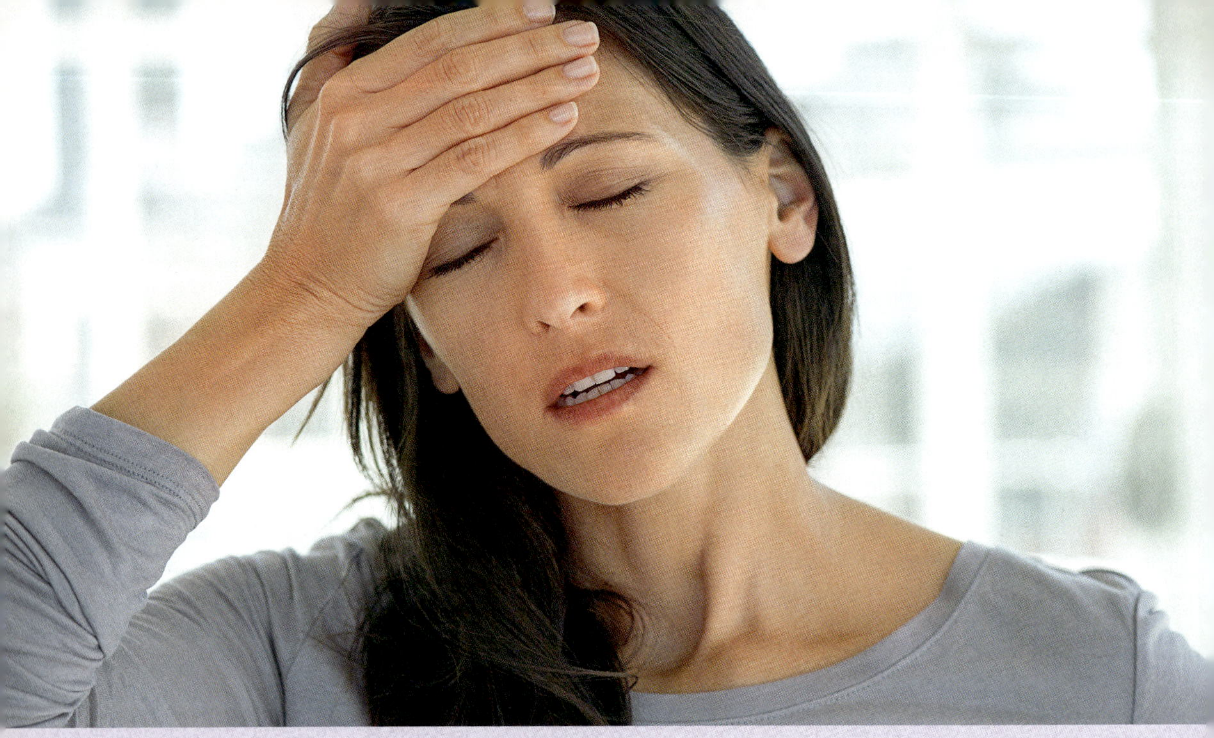

KÖRPERLICHE SYMPTOME BEHANDELN

Hochsensible Menschen sind empfänglicher als Normalsensible für neuronale, das heißt die Reizverarbeitung betreffende Erkrankungen sowie stressbedingte Belastungen. Die in diesem Kapitel aufgeführten körperlichen Beschwerden kommen deshalb bei Hochsensiblen häufiger vor.

Gliederung der Beschwerdebilder: Sie finden die Krankheiten in alphabetischer Reihenfolge. Nach einer kurzen Beschreibung des Krankheitsbildes und – wenn nötig – einem Hinweis, wann man zum Arzt gehen sollte, folgen unsere Empfehlungen zur Selbstbehandlung. Je nach Thema empfehlen wir sanfte Mittel und Methoden, unter anderem aus der Aromatherapie, Bach-Blütentherapie, Homöopathie oder Phytotherapie, oder Entspannungstechniken. Häufig geben wir zusätzlich noch weitere wertvolle Tipps wie Bäder, Übungen oder Massagen.

Das richtige Mittel finden

Schlagen Sie die Seite im Buch auf mit der Beschwerde, die Sie gerade am stärksten belastet, und lesen Sie unter »Selbstbehandlung« die Informationen zu den Mitteln. Das Mittel, das am besten Ihren derzeitigen Zustand beschreibt, ist Ihr Mittel. Sie können eine Bach-Blüte oder ein Homöopathikum mit einem Phytotherapeutikum (etwa einem Tee) oder auch einem Badezusatz oder einer Yogaübung ergänzen. Wenden Sie aber bitte nicht Mittel aus sämtlichen Therapieformen auf einmal an, also nicht Bach-Blüte plus Homöopathikum plus Phytotherapeutikum und so weiter. Beobachten Sie die Wirkung des Mittels. Mitunter kann es einen Impuls setzen und die Beschwerde abmildern oder heilen. Es können jedoch nach der Heilung weitere Beschwerden zutage treten, die vom ersten Symptom verdeckt waren. Das ist nicht ungewöhnlich. Wenn zum Beispiel Kopfschmerzen im Vordergrund stehen und Sie wählen das für Sie passende homöopathische Mittel zu deren erfolgreicher Behandlung, dann könnten Sie später ein anderes Symptom an sich bemerken, etwa mangelndes Selbstbewusstsein. Für dieses wählen Sie dann wie oben beschrieben das nächste passende Mittel. Das kann zum Beispiel eine Bach-Blüte sein.
Achtung: Bach-Blüten sollte man drei Wochen regelmäßig einnehmen, um eine Wirkung sicher beurteilen zu können. Notfalltropfen ▸ **siehe Seite 43** sollten nach drei Tagen eine Besserung bringen.
Hinweis: Alle genannten Fertigpräparate sind Vorschläge. Es gibt noch weitere Präparate mit den gleichen Inhaltsstoffen.

Allergie

Der Körper wehrt sich gegen Eindringlinge. Das ist gut. Doch manchmal bekämpft die körpereigene Immunabwehr nicht nur krank machende Bakterien oder Viren, sondern auch an sich harmlose Dinge wie Hausstaub, Pollen oder Tierhaare. Kommt der Körper mit diesen Stoffen in Kontakt, sorgen Botenstoffe wie Histamin in der Folge für allergische Reaktionen wie tränende Augen, Niesen, Schwellungen, Juckreiz, Hautausschlag, Durchfall oder Übelkeit. Viele Hochsensible leiden unter Allergien.

WICHTIG

DOSIERUNG

Für die Mittel gelten die Dosierungsangaben ab Seite 42 sowohl für den Normalfall als auch für den Notfall. Abweichende Dosierungen sind in besonderen Fällen direkt bei den Mitteln in diesem Kapitel vermerkt. Fertigpräparate wenden Sie bitte nach Packungsbeilage an.

Selbstbehandlung bei Hautausschlag und / oder Atemwegsproblemen

BACH-BLÜTEN

Beech ist die Allergieblüte. Sie leiden immer wieder unter Hautausschlägen.
Impatiens: Diese Blüte hilft bei allergischem Geschehen mit Juckreiz der Haut.
Mimulus: Ihre Atmung ist sehr flach. Sie sind erschöpft.
Scleranthus: Die Symptome wandern, etwa von der Lunge zum Kopf oder Bauch.

WICHTIG

ALS ALLERGIKER BEACHTEN

- Rufen Sie bei einem akuten allergischen Geschehen mit Herz-Kreislauf-Beschwerden und / oder Atemnot sofort den Notarzt!
- Bedenken Sie bei der Wahl eines Phytotherapeutikums, ob Sie eventuell gegen den pflanzlichen Inhaltsstoff allergisch sind.

HOMÖOPATHISCHE MITTEL

Apis mellifica D6: Die geschwollene Haut ist hellrot, heiß und berührungsempfindlich oder blass und mit Quaddeln bedeckt; die Schmerzen stechen und brennen. Besserung durch Aufenthalt im Freien und durch Kühlen der betroffenen Hautstellen.
Aralia racemosa D6: Die allergische Reaktion wirkt sich sofort auf Ihre Bronchien aus. Sie können nicht liegen, sondern müssen aufrecht sitzen, damit Sie Luft bekommen. Wärme tut Ihnen gut.
Cardiospermum D3: Die Allergie ist eine Reaktion auf ein Medikament oder Waschmittel. Die Haut juckt extrem, ist hochrot entzündet, einzelne Stellen nässen. Zusätzlich kann Atemnot auftreten. Als Salbe gibt es das homöopathische Mittel unter dem Namen **Halicar R**®. Die Salbe hilft äußerlich bei entzündeter, juckender Haut.
Dulcamara D6: Der Ausschlag ist Folge von Kälte und Nässe oder Folge eines Wetterumschwungs von warm nach kalt. Wärme lindert Ihren Zustand.
Luffa operculata D6: Vor allem morgens und am Vormittag können Sie schlecht durch die Nase atmen. Ein Aufenthalt im Freien tut Ihnen gut.
Sabadilla D6: Sie leiden an Schimmelpilz- oder Hausstauballergie, reagieren empfindlich auf Blumendüfte und Parfüm. Die Niesanfälle sind heftig. Ihre Nase ist verstopft, brennt und juckt. Kälte verschlechtert, Wärme bessert die Beschwerden.
Urtica urens D6: Die betroffene Stelle auf der Haut fühlt sich an, als wären Sie in Brennnesseln gefallen. Sie leiden unter Nesselsucht mit stark juckenden, heftig brennenden Schmerzen auf der Haut. Halten Sie die Stelle trocken.

PHYTOTHERAPEUTISCHE MITTEL

Aloe *(Aloe vera)*: Der Saft der Blätter, äußerlich und innerlich angewendet, lässt Entzündungen und Allergien abklingen.
Brennnessel *(Urtica dioica)* stoppt die Schleimproduktion und ist ratsam bei Heuschnupfen und Pollenallergie.
Der Wurzelextrakt des **Süßholzes** *(Glycyrrhiza glabra)* hilft als Tee, in Tablettenform oder als »Süßigkeit« (Lakritze). Reine Lakritze, zum Beispiel als Lakritzstange aus der Apotheke, lindert eine laufende Nase.
Rooibos *(Aspalathus linearis)*: Die Blätter des südafrikanischen Strauchs wirken antiallergisch. Tränken Sie einen Wattebausch mit Rooibos-Tee und legen Sie diesen als Kompresse auf die allergische Hautstelle. Übergießen Sie dafür 1 Teelöffel der getrockneten Blätter mit 100 Milliliter heißem Wasser und lassen alles 5 Minuten ziehen.

YOGA

Wählen Sie gegen Allergien und Heuschnupfen Yoga-Übungen, bei denen Sie nicht zu stark ins Schwitzen kommen ▸ siehe Tipp rechts. Auch sollten Sie nicht zu kräftig durch die Nase atmen müssen, sondern Wert auf langes, die Lungen beruhigendes Ausatmen legen.

Selbstbehandlung bei Nahrungsmittelallergie

Bei einer Nahrungsmittelallergie kommt es – im Unterschied zu einer Unverträglichkeit ▸ siehe Seite 84 – zu einer Überreaktion des Immunsystems mit Bildung von Antikörpern. In der Folge reichen oft schon kleinste Mengen des Allergens im Essen, etwa Erdnüsse, aus für eine heftige allergische Reaktion, die mit Durchfall oder Koliken einhergehen kann.

HOMÖOPATHISCHE MITTEL

Arsenicum album D12: Nach einem warmen Essen (typischerweise mit viel Sauce) treten – oft erst Stunden später – plötzlich starke Bauchkrämpfe mit wässrigem Durchfall auf. Wärme wirkt lindernd.
China D6: Sie haben einen bitteren Geschmack im Mund; die Zunge ist dick belegt. Nach dem Essen treten Blähungskoliken auf. Es kommt zu gelblichem Durchfall.

TIPP

BHRAMARA MUDRA

Dies ist eine leicht in den Alltag integrierbare Fingerübung aus dem Yoga gegen eine allergische Disposition. Dazu legen Sie den Zeigefinger in die Daumenfalte. Ringfinger und kleiner Finger sind gestreckt. Ihr Daumen drückt seitlich auf den Nagel des Ringfingers.
Führen Sie diese Übung 3-mal täglich für jeweils 5 Minuten durch.

Wärme tut gut, legen Sie eine Wärmflasche auf Ihren Bauch.
Cuprum metallicum D12: Die Bauchschmerzen gehen mit starker Übelkeit, heftigem Erbrechen und grünlichen Durchfällen einher. Eventuell bekommen Sie schlecht Luft. Trinken Sie kaltes Wasser.
Okoubaka D3: Nach dem Essen kommt es zu Haut- und Schleimhautreaktionen. Der Mund fühlt sich trocken an, es entwickelt sich am Gaumen und an den Lippen ein Juckreiz. Heftige Blähungen mit starkem Durchfall sind typisch. Essen Sie die nächsten zwei Tage nichts, trinken Sie stattdessen zwei Liter mit Honig gesüßten Tee (zum Beispiel Anis, Fenchel, Kamille).

Atemnot

Atmen ist Leben und Kommunikation. Wir atmen Sauerstoff ein und die verbrauchte Luft wieder aus. Dadurch wird jede einzelne Zelle des Körpers optimal versorgt. Dies geht völlig unbewusst vor sich. Bei einem Schreck oder in großer Angst kann einem jedoch »die Luft wegbleiben«. Wenn jemand oder etwas einem »die Luft zum Atmen nimmt«, kann dies mit dem Bedürfnis nach Raum und Unabhängigkeit zu tun haben. Hochsensible Menschen berichten in überreizten Situationen oft davon, dass sie keine Luft mehr bekommen.
Wichtig: Rufen Sie bei schwerer Atemnot immer sofort den Notarzt.

TIPP

ATEMÜBUNGEN

Hauchübung: Mit dieser Übung trainieren Sie einen tiefen und ruhigen Atem. Hauchen Sie beim Ausatmen die Luft langsam über den Mund in Ihre Handfläche, atmen Sie danach durch die Nase wieder ein. Atmen Sie 10-mal in Ihre Handfläche, bis diese warm wird.
Einfache Atemübung: Atmen Sie durch die Nase ein und durch den Mund wieder aus. Lassen Sie die Atemzüge mit jedem Mal tiefer werden. Denken Sie dabei das Wort »Ruhe« zweisilbig: beim Einatmen »Ru« und beim Ausatmen »he«. Sie werden feststellen, dass Sie in den ersten Tagen in die Brust atmen. Versuchen Sie aber tief in den Bauch zu atmen.
Tiefes Atmen: Wenn Ihnen alles zu viel wird und Sie keine Luft mehr bekommen, setzen Sie sich am besten hin. Führen Sie 10 tiefe Atemzüge durch. Generell ist es gut, über die Nase tief in den Bauch einzuatmen und etwa doppelt so lange wieder auszuatmen. Sie werden merken, dass Sie im Ausatmen entspannen. Nach dem Ausatmen 1 Sekunde innehalten, ehe Sie wieder einatmen.

Selbstbehandlung

BACH-BLÜTEN

Notfalltropfen: Sie sind geschockt, in Panik, haben Angst, bekommen keine Luft.
Rock Rose: Sie sind wie gelähmt vor Angst, Ihre Nerven liegen blank.

HOMÖOPATHISCHE MITTEL

Aconitum D6: Sie haben sich sehr erschrocken oder einen Schock erlitten und bekommen nun keine Luft.
Apis mellifica D6: Ihre Atemnot tritt im Rahmen eines allergischen Geschehens auf.
Hypericum D6: Sie leiden unter krampfhaften Hustenanfällen mit Luftnot; der Husten ist trocken.
Ipecacuanha D4: Sie bekommen in der Nacht keine Luft.
Lobelia inflata D6: Sie haben das Gefühl, Ihre Brust schnürt sich zusammen, Sie bekommen keine Luft, sind kaltschweißig und haben große Angst. Trinken Sie zusätzlich zu den Globuli einen Schluck Wasser.
Spongia D6: Der trockene, bellende oder pfeifende Husten geht mit Atemnot und einem Erstickungsgefühl einher. Trinken Sie zusätzlich eine Tasse warmen Kräutertee.

YOGA

Den Atem befreien: Setzen Sie sich aufrecht in einen stabilen Yogasitz – am besten auf Ihre Fersen, sodass Sie sich in der vertikalen Achse vom Becken bis zum Scheitel spüren. Heben Sie die Arme mit angewinkelten Ellbogen (Kerzenleuchterhaltung) auf Schulterhöhe an. Drehen Sie den Rumpf mit erhobenen Armen beim Einatmen nach links, beim Ausatmen nach rechts. Spüren Sie, wie der Atem freier und der Rumpf elastischer wird. Drehen Sie sich weiter, mindestens eine Minute lang.

Augenbeschwerden

Wir schauen ununterbrochen, auch wenn wir nichts konkret fixieren. Gerade für hochsensible Menschen kann das permanente Sehen und Verarbeiten der Bilder nicht nur im übertragenen Sinn, sondern vor allem körperlich sehr anstrengend und ermüdend sein.
Die Augen sind erschöpft, sie brennen und tränen. Wenn Sie beruflich am Computer arbeiten, kneifen Sie vielleicht die Augen zusammen. Kopfschmerzen und Nackenverspannungen können die Folgen sein. Auch das unangenehme nervöse Auge mit nervösem Flattern am Lidrand ist für viele Hochsensible ein Thema.
Lichtempfindlichkeit: Für empfindliche Augen stellt Licht eine permanente Herausforderung dar, vor allem wenn es sehr hell ist, blendet oder spiegelt. Allerdings ist Tageslicht das beste Licht für unsere Augen, es fördert unter anderem die Vitamin-D-Bildung in den Knochen, wirkt antidepressiv und drosselt das Schlafhormon Melatonin.

MEIN PERSÖNLICHER TIPP

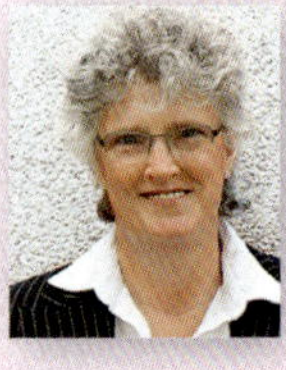

REIZE BEGRENZEN

Die digitale Welt ist sehr verführerisch und informativ. Gleichzeitig bedeutet sie eine Vervielfachung der Eindrücke, die auf uns einstürmen. Vor allem die Flut der laufenden Bilder, der Videos und Kurzfilme beansprucht das Reizverarbeitungssystem in besonderem Maße – auch inhaltlich. Schon für Normalsensible ist oft schnell die Grenze des Zumutbaren erreicht. Versuchen Sie als Hochsensibler die Quantität zugunsten wertvoller Beiträge pro Tag zu reduzieren. Jeder Mensch hat allerdings eine unterschiedliche Toleranz- und Belastungsgrenze. Für den einen ist eine Stunde Multimedia schon zu viel, bei einem anderen treten erst nach vier Stunden Symptome auf oder lässt die Konzentration nach. Achten Sie auf die Reaktion Ihrer Augen. Werden diese müde und fangen an zu tränen, dann drücken Sie die Stopp-Taste. Ratsam ist es auch dann, wenn Kopfschmerzen auftreten durch das Fokussieren auf eine Lichtquelle in kurzem Abstand (Smartphone, Tablet).

Viele Hochsensible haben mit dem sogenannten Irlen-Syndrom zu tun, einer visuellen Reizoffenheit (Überempfindlichkeit gegen bestimmte Lichtfrequenzen), die unter anderem zu Sehstörungen und Kopfschmerzen führen kann.

Selbstbehandlung bei Augenbeschwerden allgemein

BACH-BLÜTEN

Vine: Sie fordern sehr viel von sich und Ihren Mitmenschen, oft rücksichtslos und bis zur absoluten Erschöpfung. Ihre Augen leiden darunter.

HOMÖOPATHISCHE MITTEL

- **bei müden Augen**

Alumina D6: Ihre Augen sind rot und brennen und tränen.

Euphrasia D6: Sie haben müde und gerötete Augen, die auch tränen. Sie müssen ständig blinzeln und sind sehr lichtempfindlich. Erst im Dunkeln und durch Bewegung bessern sich die Beschwerden.

Ruta D6: Ihre Augen sind müde, heiß und brennen. Anstrengung der Augen, zum Beispiel beim Lesen, erzeugt Kopfschmerzen.

- **bei nervösen Augen**

Agaricus D12: Ihr Augenlid zittert oder Sie haben einen Nystagmus (das Auge bewegt sich langsam in eine Richtung und schnellt dann zurück). Bei Aufregung verschlimmern sich die Symptome.

TIPP

DEN ARBEITSPLATZ OPTIMIEREN

- Indirektes Licht, also Licht, das zum Beispiel von der Decke kommt, ist am schonendsten für die Augen. Drehen Sie gegebenenfalls die Stehlampe an Ihrem Schreibtisch so, dass sie an die Decke leuchtet und dass das Licht über diesen Umweg Ihren Arbeitsplatz erreicht.
- Vermeiden Sie Reflexion und Spiegelung. Drehen Sie deshalb beim Arbeiten am PC den Bildschirm vom Licht weg.
- Ein zu heller oder zu dunkler Hintergrund, auf den Sie schauen müssen, ermüdet Ihre Augen und mindert Ihre Konzentrationsfähigkeit. Schaffen Sie Abhilfe durch ein Poster oder ein Stück Stoff in einer milderen Farbe, das Sie davorhängen.
- Wenn Sie geblendet werden, ziehen Sie die Vorhänge zu oder lassen Sie die Jalousien herunter.

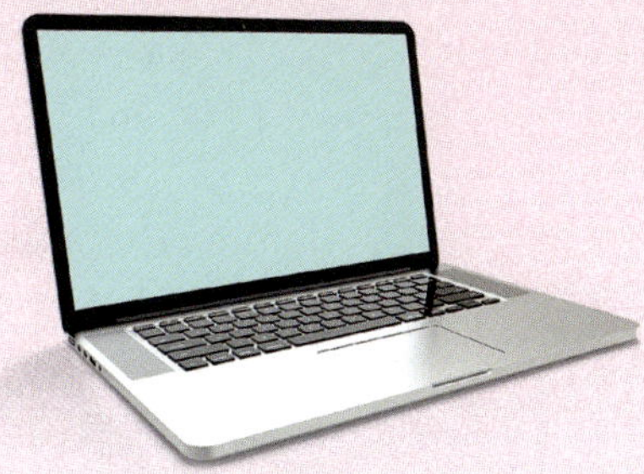

Nux vomica D12: Ihre Augenlider zucken, die Augen brennen und sind trocken. Sie müssen permanent blinzeln.

- **bei tränenden Augen**

Euphrasia D6: Ihre Augen sind gerötet, gereizt, tränen und sind lichtempfindlich. Sie blinzeln ständig oder meiden Licht, sind angestrengt und gestresst. Legen Sie zusätzlich zu den Globuli einen warmen Lappen auf die geschlossenen Augenlider.

Pulsatilla D6: Ihre Augen tränen. Kälte verstärkt die Beschwerden, im Freien werden sie besser.

- **bei trockenen Augen**

Alumina D12: Ihre Augen produzieren zu wenig Tränenflüssigkeit, dadurch sind sie dauerhaft trocken. Am schlimmsten ist der Zustand am Morgen. Die Ursache kann hormonell oder verletzungsbedingt sein.

Natrium chloratum D12: Die Tränendrüsen funktionieren nicht richtig, darum sind Ihre Augen ständig zu trocken. Als Folge treten Hornhaut- und Bindehautentzündungen verstärkt auf.

- **bei schmerzenden Augen**

Colocynthis D12: Sie leiden unter anfallartig auftretenden, starken Schmerzen am Auge. Der Schmerz kann stundenlang anhalten. Wärme wirkt lindernd.

Spigelia D12: Die im Tageslauf wellenförmig auftretenden Schmerzen kommen plötzlich, sind stechend und strahlen bis in den Hinterkopf aus. Betroffen ist vor allem das linke Auge.

DIE AUGEN ENTSPANNEN

Mit den folgenden Übungen beugen Sie müden, tränenden und angespannten Augen sowie einer Verschlechterung des Sehvermögens vor. Integrieren Sie zwei bis drei Übungen fest in Ihren Alltag.

PALMIEREN

Dies ist eine der wirkungsvollsten Übungen zur Entspannung der Augen. Die Augen werden zusätzlich befeuchtet.
So geht's: Reiben Sie Ihre Handflächen aneinander, um sie zu erwärmen, und bedecken Sie dann damit Ihre Augen. Kreuzen Sie dabei die Finger beider Hände über Ihrer Stirn. Schließen und entspannen Sie die Augen in der Dunkelheit Ihrer Hände. Je länger Sie so entspannen, desto besser. Palmieren Sie täglich mindestens für 2 Minuten.

AKTIVES BLINZELN

Indem wir blinzeln, verteilt sich die Tränenflüssigkeit auf den Augen und hält diese feucht. Damit beugen Sie Trockenheit und Anspannung vor.
So geht's: Blinzeln Sie mehrmals am Tag aktiv 5-mal kräftig hintereinander.

AKTIVES GÄHNEN

Gähnen beugt chronisch trockenen Augen vor, entspannt die Augen und führt dem Gehirn Sauerstoff zu.

So geht **»Gähnen auf Kommando«:** Sehr wahrscheinlich müssen Sie schon gähnen, wenn Sie überhaupt nur daran denken. Wenn nicht, dann hilft vielleicht folgender Trick: Reiben Sie bei geöffnetem Mund mit den Fingerspitzen die Nase oder massieren Sie die Kiefergelenke (vor Ihren Ohren). Öffnen und schließen Sie dabei mehrmals den Mund. Gähnen Sie einmal stündlich.

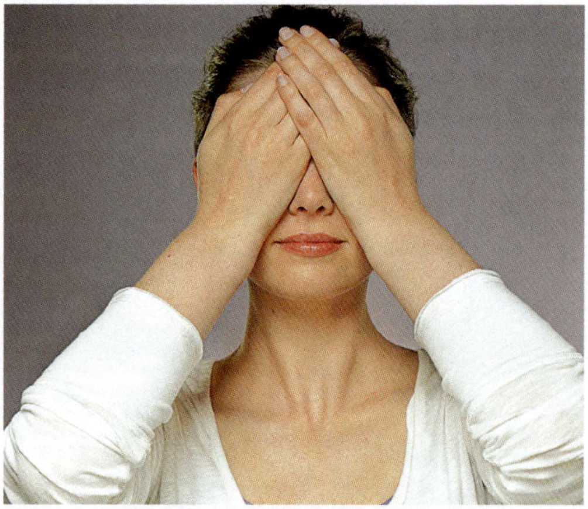

Palmieren mit warmen Händen ist Entspannung pur für die Augen.

Selbstbehandlung bei Lichtempfindlichkeit

BACH-BLÜTEN

Aspen: Ihre Augen sind lichtempfindlich aufgrund von Überanstrengung (langes Lesen, Arbeit am PC).

HOMÖOPATHISCHE MITTEL

Belladonna D12: Ihre Augen sind sehr lichtempfindlich, eventuell auch im Rahmen einer Augenbindehautentzündung.
Causticum Hahnemanni D6: Sie sind sehr lichtempfindlich.
Euphrasia D12: Sie meiden Licht; Ihre Augen schmerzen.
Gelsemium D4: Sie sind lichtscheu. Möglicherweise liegt eine Sehschwäche vor oder Sie schielen.
Sepia D3: Ihre Augen reagieren empfindlich auf Tageslicht. In der Dämmerung und in geschlossenen Räumen mit künstlicher Beleuchtung geht es Ihnen besser.

Darmbeschwerden

In vielen Kulturen ist der Glaube weit verbreitet, dass der Darm der Sitz unserer Seele ist. 100 Millionen Nervenzellen und die gleichen oder ähnliche Botenstoffe und Gewebe wie in unserem Gehirn könnten dafürsprechen. Der Bauch, insbesondere bei hochsensiblen Menschen, reagiert empfindlich auf körperlich und psychisch belastende Situationen. Schmerzen, Krämpfe, Völlegefühl, Übelkeit, Blähungen, Durchfall oder Verstopfung können die Folgen sein.
Wichtig: Bitte lassen Sie bei Bauchschmerzen immer eine mögliche körperliche Ursache vom Arzt abklären.

Selbstbehandlung

ÄTHERISCHE ÖLE

Bitterorange: Das Öl wirkt bei nervösen Verdauungsstörungen ausgleichend und beruhigend. Geben Sie 5 Tropfen davon in die Duftlampe.

BACH-BLÜTEN

Beech: Sie haben an allem und jedem etwas auszusetzen. Die Unzufriedenheit wirkt sich nicht nur auf Ihr Gemüt aus, sondern auch auf Ihren Darm.
Rock Rose: Sie sind in Not, verzweifelt, hoffnungslos und machen sich große Sorgen um Ihre Existenz. Sie leiden unter Reizdarmsymptomen wie Durchfall, Schmerzen oder Krämpfen.

HOMÖOPATHISCHE MITTEL

Argentum nitricum D12: Ein Ereignis oder wichtiger Termin steht bevor. Ihre eigenen Erwartungen, die daran geknüpft sind, setzen Sie zusätzlich unter Stress. Sie müssen sich übergeben oder haben Durchfall. Legen Sie sich zusätzlich mindestens zehn Minuten auf die linke Seite. Das entspannt den Darm.

Natrium chloratum D12: Nach einer Enttäuschung oder Kränkung sind Sie niedergeschlagen, hoffnungslos und verzweifelt. Verstopfung und Durchfall wechseln sich ab, Sie haben Gewicht verloren.
Okoubaka D3: Aufgrund von Infekten oder Einnahme von Antibiotika ist Ihre Darmflora geschädigt. Verstopfung und Durchfälle im Wechsel sind die Folge. Nehmen Sie das Mittel über 2 bis 3 Monate ein mit einer achttägigen Pause alle 4 Wochen.

Selbstbehandlung bei Blähungen

Gerade in hektischen Zeiten kann es passieren, dass Sie beim Essen viel Luft schlucken. Diese entleert sich in Form von Blähungen. Achten Sie auch darauf, welche Nahrungsmittel Sie vertragen und welche nicht. Gerade hochsensible Menschen reagieren oft empfindlicher auf bestimmte Nahrungsmittel wie zum Beispiel Hülsenfrüchte, Kohlsorten, Soja- oder Milchprodukte, oder sie leiden generell an einer Nahrungsmittelunverträglichkeit ▸ siehe Seite 84.
Vorbeugend können Sie 2 Esslöffel Apfelessig und 2 Teelöffel Fenchelhonig in einer Tasse warmem Wasser (nicht kochend) verrühren und in kleinen Schlucken vor den Mahlzeiten trinken.

BACH-BLÜTEN

Holly: Sie sind gereizt und wütend. Ihr Darm reagiert mit Blähungen.

HOMÖOPATHISCHE MITTEL

Asa foetida D6: Sie leiden unter starken, übel riechenden Blähungen. Ihre Verdauung ist recht durcheinander. Verstopfung und Durchfall wechseln einander ab.
Carbo vegetabilis D6: Die Blähungen verursachen Bauchkrämpfe. Sie reagieren empfindlich auf Fett, Milch und Fleisch.
Chamomilla recutita D12: Die Blähungen treten kolikartig auf und riechen unangenehm. Dies belastet Sie auch mental. Legen Sie sich ein Wärmekissen auf den Bauch.
Lycopodium D12: Ihr Bauch ist durch die krampfartigen Blähungen so empfindlich, dass Sie den Druck von einem Hosenknopf, Gummibund oder Ähnlichem nicht aushalten können.

PHYTOTHERAPEUTISCHE MITTEL

Pfefferminze *(Mentha* x *piperita)* und **Fenchel** *(Foeniculum vulgare)* wirken entkrampfend. Für einen Tee übergießen Sie 2 Teelöffel im Mörser zerstoßene Fenchelsamen oder einen Bund frische zerkleinerte Pfefferminze mit 200 Milliliter kochendem Wasser, lassen das Ganze 5 Minuten ziehen und schmecken mit Honig ab.
Anis *(Pimpinella anisum)*, **Enzianwurzel** *(Gentiana lutea)*, **Kümmel** *(Carum carvi)*, **Melisse** *(Melissa officinale)*, **Tausendgüldenkraut** *(Centaurium erythraea)* und **Thymian** *(Thymus vulgaris)* helfen einzeln oder als Mischung in Form eines Tees (Rezept ▸ siehe Seite 46) gegen Blähungen.

Petersilie *(Petroselinum crispum)* lindert Blähungen. Essen Sie nach einer üppigen Mahlzeit zwei Stängel Petersilie.

MASSAGE

Legen Sie sich auf den Rücken. Geben Sie in eine Hand etwas Kümmelöl und massieren Sie Ihren Bauch in kreisenden Bewegungen. Beginnen Sie um den Bauchnabel herum mit kleinen Kreisen und lassen Sie diese immer größer werden, bis der Kreis schließlich vom Schambein bis zum Rippenbogen reicht. Dann massieren Sie sozusagen rückwärts: Die großen kreisenden Bewegungen werden zum Bauchnabel hin immer kleiner. Wiederholen Sie diese Massage so lange, bis es Ihrem Bauch besser geht.

Arsenicum album hilft bei Durchfall, wenn Ihnen etwas nicht bekommen ist.

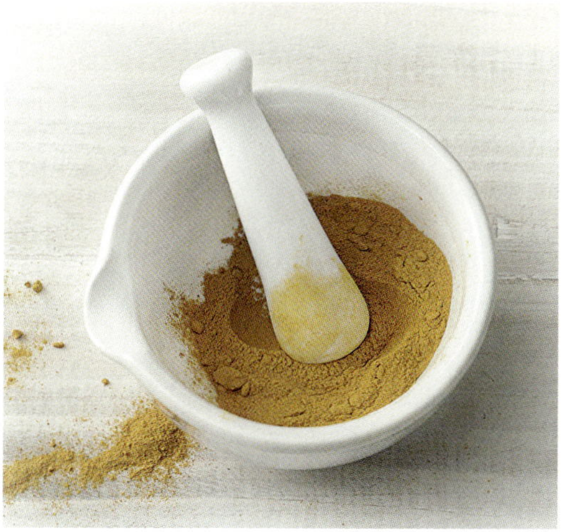

Selbstbehandlung bei Durchfall

Durchfall ist immer ein Symptom und keine Krankheit. Der Körper will eine schädliche Substanz (verdorbene Speise, Bakterien) so schnell wie möglich loswerden. Durchfall kann auch auf eine entzündete Darmwand im Rahmen eines Morbus Crohn oder einer Colitis ulcerosa hinweisen.
Hochsensible reagieren oft mit einer erhöhten Empfindlichkeit auf Lebensmittel. Auch wenn keine generelle Unverträglichkeit vorliegt, können ungewohnte Situationen wie Reisen oder eine Ernährungsumstellung den Darm irritieren.
Wichtig: Bei längeren Durchfallepisoden, schmerzhaften Krämpfen oder Blutbeimengungen im Stuhl lassen Sie bitte unbedingt vom Arzt die Ursache abklären.

HOMÖOPATHISCHE MITTEL

Arsenicum album D12: Sie haben empfindlich auf das Essen reagiert (zum Beispiel auf zu viel Obst oder eine Speise, die Sie selten zu sich nehmen). Sie leiden unter wässrigem, wund machendem Durchfall. Eventuell ist Ihnen zusätzlich übel und Sie müssen erbrechen. Sie sind am ganzen Körper kaltschweißig. Wärme wirkt lindernd.
Okoubaka D3: Ihrem Darm fällt die Umstellung schwer (Klimawechsel, Reise, Ernährungsumstellung). Fasten Sie zusätzlich über zwei Tage, trinken Sie ausschließlich ungezuckerten Tee und Hühnerbouillon.

PHYTOTHERAPEUTISCHE MITTEL

Gänsefingerkraut *(Potentilla anserina)* enthält reichlich Gerbstoffe, die mit den im Darm befindlichen Eiweißen eine Schutzschicht gegen Erreger bilden. Ideal ist Gänsefingerkraut bei leichtem Durchfall; bei schwerem Durchfall nur begleitend anwenden! Optimal als Tee sowohl bei leichtem als auch schwerem Durchfall.

ZUSÄTZLICH HILFT

- So wird Ihr Stuhl wieder fest: Reiben Sie einen Apfel unter einen zerbröselten Zwieback. Alternativ kauen Sie eine Handvoll getrocknete Heidelbeeren.
- Elektrolytlösung bei Flüssigkeitsverlust: Lösen Sie ½ Teelöffel Salz und 5 Teelöffel Traubenzucker in 1 Liter abgekochtem Wasser auf. Schmecken Sie die Lösung mit Heidelbeer- oder Johannisbeersaft ab. Trinken Sie über den Tag verteilt mehrere Gläser der Lösung.
- Darmsanierung nach Durchfall: Verzichten Sie 3 Tage auf tierische Fette (Fleisch, Milchprodukte) und ersetzen Sie diese durch kaliumhaltiges Obst wie Bananen und Aprikosen. Vorsicht allerdings bei bestehenden Nieren- oder Herzproblemen.

Selbstbehandlung bei Verstopfung

Bewegungsmangel, zu wenig Ballaststoffe in der Nahrung und zu wenig Flüssigkeit sind die Hauptursachen für einen zu festen Stuhl. Aber auch eine Ernährungs- oder Lebensumstellung oder psychisch belastende Situationen können dazu führen, dass man seinen Darm nicht entleeren kann oder möchte. Bei Hochsensiblen bewirken Stress und emotional aufregende Situationen häufig, dass die Darmfunktion irritiert ist.

HOMÖOPATHISCHE MITTEL

Nux vomica D12: Sie leben zurzeit nicht gesund. Sie sind gestresst, eventuell verursacht auch eine psychische Belastung die Verstopfung. Wärme auf dem Unterbauch tut gut.
Opium D12: Der Darm ist wie gelähmt nach einer Bettlägerigkeit oder psychischen Belastung. Zusätzlich leiden Sie unter Bauchkrämpfen aufgrund von Blähungen.

Die Gerbstoffe im Gänsefingerkraut unterstützen bei leichtem Durchfall.

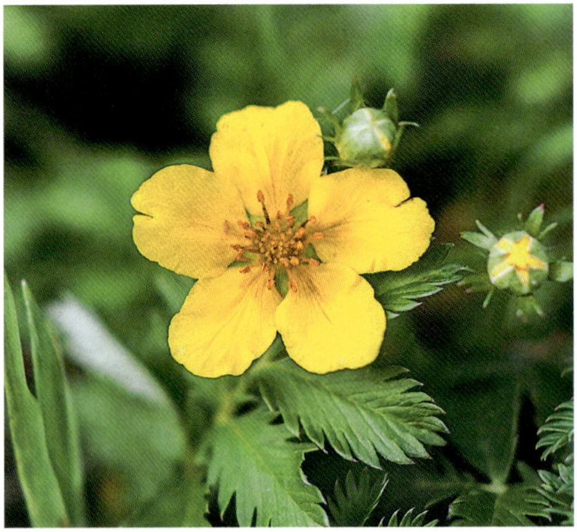

TIPP

YOGA-ÜBUNG APANASANA

Diese Übung regt die Verdauung an: Legen Sie sich auf den Rücken, die Beine sind angezogen. Die Hände liegen auf den Knien. Mit jedem Einatmen bewegen Sie die Oberschenkel so weit vom Bauch weg, bis die Arme gestreckt sind. Mit jedem Ausatmen ziehen Sie die Beine wieder an. Ziehen Sie dabei auch die Bauchdecke kräftig nach innen. Wiederholen Sie die Übung 12-mal.

Kälte auf dem Unterbauch, etwa ein kaltes Handtuch, tut gut.

Plumbum metallicum D12: Sie sind schlank und haben eine trockene Haut. Beim Stuhlgang treten Bauchschmerzen auf.

PHYTOTHERAPEUTISCHE MITTEL

Natürliche Abführmittel sind Flohsamen (Samen von *Plantago indica*), Weizenkleie sowie Leinsamen. Sie binden Wasser im Darm und machen den Stuhl dadurch geschmeidiger. Die Wirkung setzt nach 12 bis 24 Stunden ein.

Flohsamen: 5 bis 10 Gramm Flohsamen in 100 Milliliter Wasser vorquellen, mit mindestens 1 Glas Wasser zusätzlich bis zu 3-mal täglich trinken.

Leinsamen: 2- bis 3-mal täglich 1 Esslöffel mit mindestens 1 Glas Flüssigkeit trinken.

Weizenkleie: 1- bis 3-mal täglich 1 bis 3 Esslöffel in ein Glas Wasser einrühren und trinken oder alternativ unter das Essen mischen (auf den Salat, in das Müsli).

Achtung: Ganz wichtig ist, dass Sie parallel zur Einnahme dieser natürlichen Abführmittel ausreichend trinken, mindestens 2 Liter täglich. Ansonsten können die Quellstoffe die Verstopfung verstärken und zu einem Darmverschluss führen.

Tee aus **Sennesblättern** *(Senna alexandrina)*: 1 Teelöffel Sennesblätter mit 150 Milliliter kochendem Wasser übergießen, 10 Minuten ziehen lassen und abseihen. Morgens und abends je eine Tasse trinken. Die Wirkung setzt nach 8 bis 10 Stunden ein.

Depression

Es ist wichtig, zwischen einer depressiven Verstimmung und einer echten Depression zu unterscheiden. Symptome können in beiden Fällen Antriebslosigkeit, fehlendes Interesse und keine Freude für irgendetwas mehr, Appetitlosigkeit, Schlafstörungen und Schmerzen (zum Beispiel Kopf- oder Rückenschmerzen) sein. Schwere klinische Depressionen verlaufen oft in Schüben. Im Gegensatz zu einer depressiven Verstimmung halten die Symptome über Wochen an.

Die Auslöser eines depressiven Ereignisses sind vielfältig und individuell: der Verlust eines geliebten Menschen oder des Arbeitsplatzes, Lichtmangel, ein Burnout oder alte emotionale Belastungen. Gerade Hochsensible nehmen sich viele Dinge sehr zu Herzen, Probleme erscheinen unüberwindbar. **Wichtig:** Holen Sie sich bitte unbedingt professionelle Hilfe (Arzt, Therapeut), wenn es Ihnen anhaltend nicht gut geht (mehr als vier Wochen), wenn Sie nicht mehr weiterwissen, Selbstmordgedanken haben oder bei Verdacht auf eine echte Depression.

Selbstbehandlung

ÄTHERISCHE ÖLE

Bergamotte: Der Duft der Zitruspflanze schenkt Zuversicht und Vertrauen. Reiben Sie einen Tropfen in Ihr Handgelenk ein. Mischen Sie 5 Tropfen Bergamotteöl mit je 1 Tropfen Jasmin-, Neroli- und Ingweröl in der Duftlampe.

Jasmin wirkt ausgleichend auf der emotionalen Ebene. Das Öl wirkt besonders gut, wenn Sie es 1:1 mit Rosenöl mischen.

BACH-BLÜTEN

Cherry Plum: Sie sind verzweifelt und haben Angst, die Nerven zu verlieren.

Gentian: Ihre depressiven Verstimmungen oder Depressionen treten immer wieder auf. Anlass sind Situationen, die Sie entmutigen: stockende oder platzende Vorhaben, Rückschläge, fehlendes Glück. Sie fühlen sich als Versager.

MEIN PERSÖNLICHER TIPP

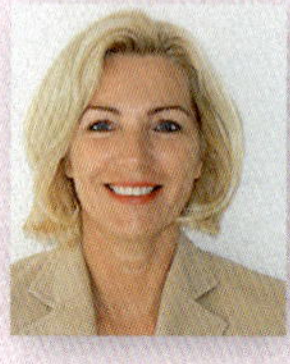

DEPRESSIONEN VORBEUGEN

- Ein 15-minütiger Spaziergang täglich, auch bei bedecktem Himmel und im Winter, versorgt den Körper mit Licht von mehreren Tausend Lux und beugt einer lichtbedingten Winterdepression vor.
- Es ist erwiesen, dass beim Sport Glückshormone ausgeschüttet werden. Sie beugen Depressionen vor mit 30 Minuten Ausdauersport 3- bis 4-mal pro Woche.
- Mit Freunden lässt sich Leid teilen. Ein Gespräch, bei dem man das Herz ausschüttet, kann extrem erleichternd sein.
- Lassen Sie Ihren Vitamin-D-Spiegel bestimmen. Ein zu niedriger Blutwert vor allem in oder nach den Wintermonaten kann Ursache der Depression oder depressiven Verstimmung sein. Nehmen Sie bei Bedarf ein Vitamin-D-Präparat ein.

Scleranthus: Sie sind unkonzentriert und unausgeglichen. Ihre Stimmungen und auch Ihre Ansichten wechseln andauernd. Leider suchen Sie sich keine Hilfe, das wäre aber äußerst wichtig.

HOMÖOPATHISCHE MITTEL

Aurum metallicum D4: Sie leiden an PMS (prämenstruelles Syndrom, ▸ siehe Seite 97). An den Tagen vor Ihrer Periode geht es Ihnen psychisch schlecht.
Hyoscyamus D6: Sie sind scheu und ein Einzelgänger. Depressive Stimmungen wechseln mit manischen Phasen ab, in denen Sie zum Beispiel sehr euphorisch oder hyperaktiv sind.
Ignatia D6: Sie sind niedergeschlagen als Folge von großem Kummer (Verlust eines Angehörigen, Trennung, Arbeitsplatzverlust). Sie isolieren sich.
Pulsatilla D6: Sie fühlen sich stark gekränkt, das Ereignis deprimiert Sie sehr. Eventuell leiden Sie auch unter Ängsten.
Rhus toxicodendron D4: Sie sind traurig und haben große Angst, vor allem vor der Zukunft.
Secale cornutum D6: Sie sind sehr unruhig und schlafen schlecht. Das erschöpft Sie und macht Sie depressiv.

PHYTOTHERAPEUTISCHE MITTEL

Johanniskraut *(Hypericum perforatum)* – etwa als Tee, Kapseln oder Tabletten – zählt zu den wichtigsten pflanzlichen Antidepressiva. Es beruhigt in stressigen Zeiten.
Achtung: Johanniskraut steigert die Lichtempfindlichkeit der Haut und sollte darum nur in den Wintermonaten eingenommen werden. Außerdem kann es die Wirkung der »Pille« herabsetzen.

ZUSÄTZLICH HILFT

Ginseng *(Panax ginseng)* wirkt ausgleichend. Frittieren Sie zwei Ginsengwurzeln (gibt es in Asia-Shops), träufeln Sie Ahornsirup darüber und essen Sie sie.

Gallenbeschwerden

»Mir kommt die Galle hoch« oder »Gift und Galle spucken« – die Gallenblase ist das Organ im menschlichen Körper, das sehr eng mit negativen Emotionen verknüpft ist. Bitterkeit, Wut und Aggression oder auch Ärger sind einige der Assoziationen. Die Gallenflüssigkeit dient der Fettverdauung. Sie wird in der Leber produziert und in den Darm weitergeleitet. In den Pausen, wenn wir nicht verdauen, wird sie in der Gallenblase gesammelt. Gallensteine entstehen, wenn sich die Zusammensetzung der Gallenflüssigkeit ändert (erhöhtes Cholesterin, hormonelle Veränderungen). Metamedizinisch stehen sie für blockierte Gefühle.

Selbstbehandlung

BACH-BLÜTEN

Cherry Plum: Sie sind verzweifelt, haben Angst vor einem Zusammenbruch und eventuell auch Wahnvorstellungen. Diese

TIPP

LEBERWICKEL ZUR ENTGIFTUNG

Füllen Sie eine Wärmflasche mit sehr heißem Wasser und benetzen Sie auch ein Tuch mit heißem Wasser. Legen Sie das Tuch unter den rechten Rippenbogen und darauf die Wärmflasche. Der Leberwickel sollte vor dem Zubettgehen seine Wirkung entfalten, und zwar über eine halbe Stunde lang. Wenden Sie ihn als Kur jeden Abend über eine Woche an.

negativen Gefühle beeinflussen auch die inneren Organe, vor allem die Leber.

HOMÖOPATHISCHE MITTEL

Chelidonium D6: Die chronische Gallenblasenreizung geht mit krampfartigen, stechenden oder dumpfen Schmerzen einher, die bis in den Rücken oder in den rechten unteren Schulterblattwinkel ausstrahlen.
Leptandra D6: Die Gallenblasengegend ist sehr empfindlich. Sie haben brennende, dumpfe Oberbauchschmerzen, Ihnen ist übel, Sie müssen erbrechen.

PHYTOTHERAPEUTISCHE MITTEL

Kurkuma *(Curcuma longa)* enthält Curcumin, das als Antioxidans leberschützend wirkt. Es fördert die Produktion der Gallenflüssigkeit und stärkt die Gallenblase. Kurkuma ist in fertigen Currymischungen enthalten oder auch als Tee erhältlich.
Mariendistel *(Carduus marianus)* schützt die Leber, indem das in den Früchten enthaltene Silymarin die Leberzellmembranen stabilisiert und auch die Leberzellneubildung anregt. Optimal hilft sie als Tee: Übergießen Sie 2 Teelöffel des Krauts mit 1 Tasse kochendem Wasser und seihen Sie nach 10 bis 20 Minuten ab. Trinken Sie täglich 1 bis 3 Tassen, als Kur über 6 Wochen.

Gelenkschmerzen

Gelenke sind die Bindeglieder zwischen den Knochen. Sie sind für unsere Beweglichkeit unersetzlich und damit Ausdruck unserer Flexibilität. Die Medizin kennt mehrere Hundert verschiedene Erkrankungen, die mit Gelenkschmerzen einhergehen können. Hierzu zählen Entzündungen, Verschleiß (Arthrose), Osteoporose und Stoffwechselstörungen. Einer der häufigsten Gründe für Gelenkschmerzen ist die rheumatoide Arthritis, eine Autoimmunerkrankung, bei der die Gelenkinnenhaut entzündet ist.

Selbstbehandlung

BACH-BLÜTEN

Centaury: Sie wollen gefallen und können schlecht Nein sagen. Dadurch haben andere Menschen ein leichtes Spiel mit Ihnen.

Grenzen Sie sich ab ▸ **siehe auch ab Seite 114**. Die Schmerzen sitzen in der Schulter und im Rücken.

Mustard: Phasen von Melancholie und Depression begleiten immer wieder Ihr Leben. Die Ursache ist nicht bekannt. Kopfschmerzen, Müdigkeit und Gliederschmerzen begleiten diese Zeiten.

TIPP

ENTZÜNDUNGSLINDERNDER KOHLWICKEL

Legen Sie über Nacht ein paar Blätter von Weißkohl auf das schmerzende Gelenk. Dazu schneiden Sie die Mittelrippen aus den Blättern heraus, dann zerdrücken Sie die Blätter mit einem Nudelholz, damit der Saft leichter austreten kann. Die Blätter legen Sie auf das Gelenk und fixieren sie mit einem Tuch, einer Strumpfhose oder Ähnlichem. Machen Sie den Wickel mehrere Nächte hintereinander mit neuen Blättern. Statt Weißkohl- können Sie auch Wirsingblätter nehmen. Wichtig: Nicht auf offene Wunden legen!

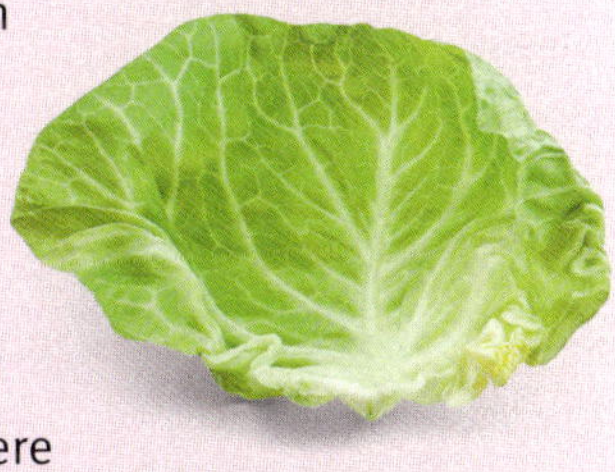

HOMÖOPATHISCHE MITTEL

Apis D6: Das Gelenk ist gerötet, entzündet und geschwollen. Es schmerzt stark.

Capsicum D6: Sie leiden an Arthrose oder Arthritis.

Caulophyllum D6: Die Finger- und Zehengelenke sind entzündet.

ZUSÄTZLICH HILFT

Bauen Sie die folgenden Lebensmittel in Ihren Speiseplan ein.

- **Ananas** wirkt abschwellend.
- **Ingwer** *(Zingiber officinale)* hemmt die Entzündung und wirkt schmerzlindernd.
- Die entzündungshemmende Wirkung von **Kurkuma** oder Gelbwurzel *(Curcuma longa)* ist wissenschaftlich bewiesen.
- **Omega-3-Fettsäuren**, etwa in Leinöl, wirken gegen Rheuma und Arthritis.
- **Papaya** enthält Enzyme, die Stoffwechselprodukte schneller abtransportieren und Entzündungen mildern.
- Auch **Sauerkirschen** wirken entzündungshemmend. Trinken Sie Sauerkirschsaft mit 100 Prozent Fruchtanteil.

Geruchsüberempfindlichkeit

Als Hochsensibler haben Sie möglicherweise einen verstärkten Geruchssinn. Diese Gabe kann sich negativ auswirken, wenn Sie unter Geruchsüberempfindlichkeit leiden. Diese bezieht sich auf sehr intensive oder auch emotional besetzte Gerüche. Heutzutage be-

MEIN PERSÖNLICHER TIPP

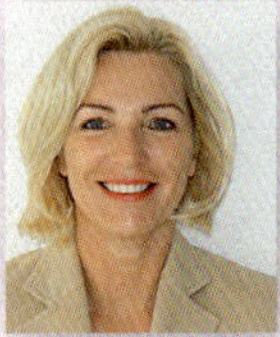

EINEN GERUCH AUSLÖSCHEN

Desensibilisieren Sie sich in kleinen Schritten gegen einen Geruch, der Ihnen nicht angenehm ist, dem Sie aber zum Beispiel in Ihrem Beruf notgedrungen ausgesetzt sein müssen. Besorgen Sie sich eine Geruchsprobe in einer abgeschwächten Form und setzen Sie sich dem Geruch in einer angenehmen, entspannten Atmosphäre aus. Hören Sie Musik, bitten Sie einen vertrauten Menschen anfänglich an Ihre Seite. Wichtig ist, dass Sie das Gefühl erleben, die Kontrolle über die Situation zu haben. Verlassen Sie also den Raum oder die Situation, wenn der Geruch für Sie nicht mehr erträglich ist. Beim nächsten Versuch bleiben Sie ein wenig länger und so fort. Ziel ist es, den Geruch mit positiven Assoziationen, etwa mit Musik oder einem vertrauten, entspannten, angenehmen Gefühl, zu verbinden.

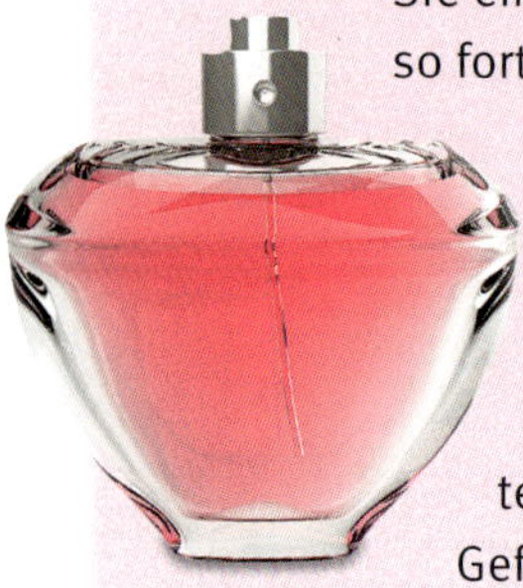

gegnen wir Duftstoffen überall: Künstliche Aromen sind in fast allen Lebensmitteln enthalten, Raumdüfte finden sich in Taxen, Büros und Geschäften. Bei Überempfindlichkeit können körperliche und psychische Symptome auftreten wie Kopfschmerzen, Magen-Darm-Beschwerden, Schwindel oder Ängste. Die gute Nachricht ist, dass Riechen ein adaptiver Sinn ist: Unser Geruchssinn gewöhnt sich an den Geruch, wir nehmen ihn nach einiger Zeit weniger wahr.

Selbstbehandlung

HOMÖOPATHISCHE MITTEL

Colchicum autumnale D4: Allein der Geruch nach Essen kann Übelkeit und Missempfindungen bis hin zur Ohnmacht auslösen. Sie rühren fast keine Speisen mehr an.
Nux vomica D12: Sie sind geruchsempfindlich, Stress setzt Ihnen zu. Sie sind außerdem sehr berührungsempfindlich; den Druck von Kleidern im Bereich der Taille ertragen Sie überhaupt nicht.

PHYTOTHERAPEUTISCHE MITTEL

Wasserhanf *(Eupatorium perfoliatum)* hilft vorrangig, wenn Sie gegen Speisegerüche empfindlich sind. Oft gehen auch Gliederschmerzen mit einher.

ZUSÄTZLICH HILFT

- Tragen Sie einen »Gegenduft« bei sich, ein Duftöl oder Parfum, das Ihnen angenehm ist und an dem Sie riechen können, wenn Sie mit einem unangenehmen Geruch konfrontiert werden.

- Mentholbonbons, Kaugummis in der Tasche haben. Der Geschmack im Mund überlagert den »Duft« von außen.
- Nehmen Sie ein Tuch mit, das Sie sich vor die Nase halten können.

Halsbeschwerden

Der Hals ist eine der empfindsamsten Regionen des Körpers. Luft und Nahrung passieren den Hals, mit einem Würgegriff an dieser Stelle kann das Leben allzu leicht beendet werden. »Einem schnürt es die Kehle zu«, »Man kriegt den Hals nicht voll«, »Man bekommt etwas in den falschen Hals« – gerade hochsensible Menschen haben häufig Beschwerden in diesem Bereich. Neben psychischen Gründen sind Reizstoffe aus der Umwelt, Allergien, Infektionen, Unterkühlung, aufsteigende Magensäure oder eine Schilddrüsenerkrankung mögliche Auslöser für Halsschmerzen.

Selbstbehandlung

BACH-BLÜTEN

Star of Bethlehem: Dr. Bach schreibt: »Dies ist die Blüte für Menschen mit großem Leid, die sich in einer Situation befinden, die sie für eine Zeit zutiefst unglücklich macht.« Sie haben das Gefühl, Ihr Hals zieht sich zu.

Water Violet: Sie sind allein, leben zurückgezogen und mischen sich nicht in die Angelegenheiten anderer ein. Dieselbe Zurückhaltung erwarten Sie aber auch von Ihrer Umgebung. Kontaktprobleme und Einsamkeit sind vorprogrammiert.

HOMÖOPATHISCHE MITTEL

Apis D12: Sie haben brennende, stechende Halsschmerzen mit starken Schluckbeschwerden. Die Schleimhäute im Rachen sind leicht rot und geschwollen. Kälte tut Ihrem Hals gut.

Arsenicum D12: Der Hals ist wie zugeschnürt, Sie können nicht schlucken. Sie sind ängstlich, unruhig, erschöpft und kälteempfindlich. Wärme hilft.

Ein Halswickel mit Quark lindert kratzende Schmerzen bei einer Halsentzündung.

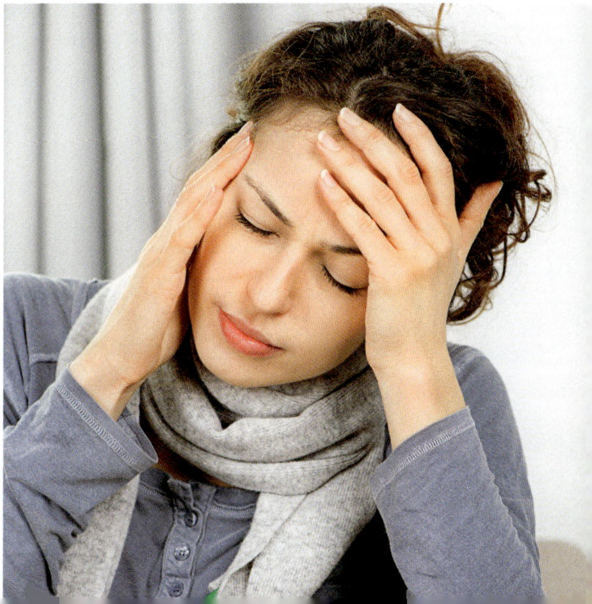

Belladonna D12: Die Halsentzündung tritt plötzlich auf und ist Folge feuchter Kälte. Hals und Mandeln sind rot, Sie haben pochende Schmerzen.
Gelsemium D12: Die Halsschmerzen treten in stressigen Phasen auf, nach Aufregung oder feucht-warmem oder kaltem Wetter. Die Schmerzen strahlen bis in die Ohren aus. Sie fühlen sich müde und schlapp.
Nux vomica D12: Sie bekommen Halsschmerzen, weil Sie in Wind oder Kälte waren. Sie sind reizbar und leicht ärgerlich.

PHYTOTHERAPEUTISCHE MITTEL

Sonnenhut *(Echinacea angustifolia)* und **Salbei** *(Salvia officinalis)* als Kombination lindern bei Halsschmerzen.

Der Sonnenhut stärkt das Immunsystem und lindert Halsschmerzen.

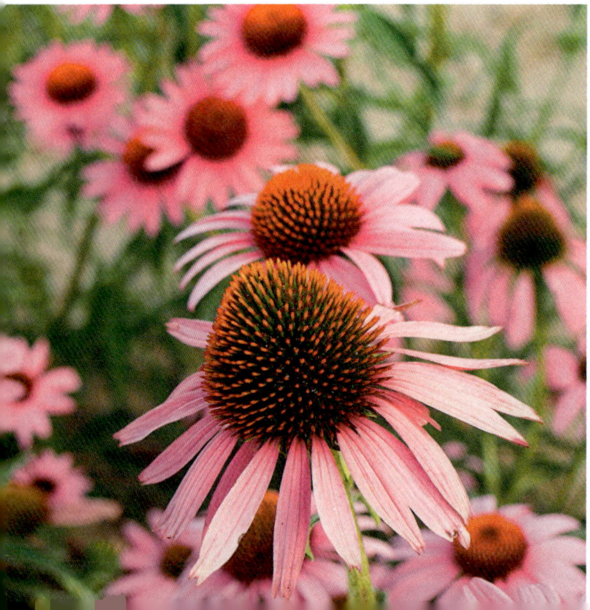

Trinken Sie viel, am besten Kräuertees aus **Kamille** *(Chamomilla recutita)*, **Malve** *(Malva sylvestris)*, **Salbei** *(Salvia officinalis)* oder **Thymian** *(Thymus vulgaris)*.

ZUSÄTZLICH HILFT

- Gurgeln Sie mit lauwarmem Salzwasser. Geben Sie dazu ¼ Teelöffel Salz auf 200 Milliliter Wasser.
- Legen Sie einen feuchten, je nach Befinden warmen oder kalten Halswickel auf: Tränken Sie dafür ein Küchenhandtuch in Zitronensaft oder Retterspitz® oder bestreichen Sie es mit Quark. Legen Sie den Wickel alle zwei Stunden bis zur Besserung für 15 Minuten auf den Hals und wickeln Sie darüber einen Wollschal.

Herz-Kreislauf-Beschwerden

Ein starkes, großes, offenes Herz – wer will dies nicht haben. Aber gerade hochsensible Menschen nehmen sich die Dinge zu sehr zu Herzen. Achten und schützen Sie darum Ihr wichtigstes Organ besonders in dem Wissen um Ihre Hochsensibilität. Der Herzschlag erhöht sich natürlicherweise, wenn wir uns körperlich anstrengen und wenn wir uns aufregen (Stress, Trauer, Schock). In extremen Situationen können die Symptome denen einer organischen Herzerkrankung gleichen. Herzschmerz und Herzerkrankungen sind nicht geschlechtsspezifisch. In den letzten Jahren sind vor allem jüngere Frauen

TIPP

BERUHIGUNGSTEE FÜR DAS HERZ

Lassen Sie 30 Gramm Weißdornblüten, 30 Gramm Herzgespannkraut, 20 Gramm Melissenblätter und 20 Gramm Lavendelblüten in der Apotheke mischen. Übergießen Sie 1 Teelöffel dieser Mischung mit 100 Milliliter heißem Wasser und lassen den Tee 10 Minuten ziehen. Trinken Sie 2 Tassen über den Tag verteilt.

(30 bis 40 Jahre) zunehmend gefährdet, einen Herzinfarkt zu erleiden.

Wichtig: Suchen Sie einen Arzt auf bei einer bekannten Herzerkrankung, bei starken Herzbeschwerden oder wenn Sie sich über die Ursache Ihrer Herzschmerzen nicht sicher sind. In jedem Fall auch dann, wenn Sie die Beschwerden nicht einordnen können. Als Hochsensibler haben Sie auch ein sehr empfindsames Herz-Kreislauf-System. Emotionale Ereignisse können starke Blutdruckschwankungen, Bluthochdruck oder zu niedrigen Blutdruck nach sich ziehen. Reizüberflutung kann mit einem vorübergehend oder auch chronisch erhöhten Blutdruck einhergehen. Dieser belastet das Herz und erhöht das Schlaganfallrisiko. Lassen Sie Ihren Blutdruck in der Apotheke oder von Ihrem Arzt regelmäßig messen.

Selbstbehandlung bei hohem Blutdruck

BACH-BLÜTEN

Olive: Sie haben starkes Herzklopfen. Eine Situation oder ein Erlebnis belastet Sie sehr.
Mimulus: Ihr Herz schlägt wie wild. Sie haben Angst.
Sweet Chestnut: Sie sind in einer Ausnahmesituation. Die Grenzen Ihrer Belastbarkeit haben Sie schon lange überschritten.
Lassen Sie **Elm**, **Oak** und **Vervain** in einem Fläschchen mischen und nehmen Sie besonders in stressigen Zeiten zur Bluthochdruckprophylaxe täglich zwei Tropfen ein.

HOMÖOPATHISCHE MITTEL

Argentum nitricum D12: Sie sind sehr nervös, Ihr Herz klopft sehr stark.
Aurum metallicum D4: Sie sind innerlich sehr unruhig. Das schlägt auf Ihr Herz (Herzrasen) und erhöht Ihren Blutdruck.
Lycopus virginicus D3: Sie möchten Ihr Herz beruhigen.
Sumbulus moschatus D6 (als Dilution): Etwas hat Sie sehr aufgeregt und macht Sie extrem nervös. Das Herz pocht wie wild. Die Beschwerden bessern sich am Abend oder mit Wärme. Halten Sie sich in einer warmen Umgebung auf.

PHYTOTHERAPEUTISCHE MITTEL

Weißdorn *(Crataegus laevigata)*: Ihr Herz rast, Sie spüren ein Beklemmungsgefühl in

der Brust. Möglicherweise haben Sie Herzrhythmusstörungen. Optimal wirkt Weißdorn in Kapselform (zum Beispiel Crataegutt® novo) oder als Saft (beispielsweise von Schoenenberger®).
Herzgespann *(Leonurus cardiaca)*: Ihre Herzbeschwerden sind nervös bedingt. Das Kraut gibt es als Fertigpräparat in Tropfenform (zum Beispiel Crataegus Hevert® Herzcomplex).

Selbstbehandlung bei zu niedrigem Blutdruck

BACH-BLÜTEN

Mustard: Sie sind schwach und depressiv. Sie müssen immer wieder plötzlich weinen.

Stressige Situationen wie ein Vortrag können Konzentrationsstörungen auslösen.

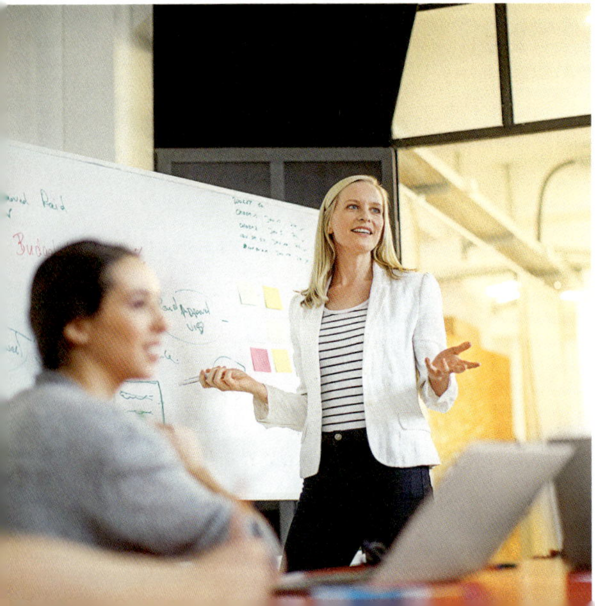

Rock Rose: Die Gesamtsituation, in der Sie sich befinden, macht Ihnen große Angst und belastet Sie sehr. Eventuell haben Sie schon ein Kollapsereignis hinter sich.

HOMÖOPATHISCHE MITTEL

Arsenicum album D6: Ihr Blutdruck ist chronisch sehr niedrig.
Camphora D6: Ihr Blutdruck sackt immer wieder einmal ab, Ihnen wird schwarz vor den Augen. Das Mittel können Sie auch vorbeugend nehmen.

Konzentrationsstörungen

Wenn wir vor einem Termin, Ereignis oder einer Prüfung aufgeregt sind, steigt unser Adrenalinspiegel im Blut an. Das ist zunächst einmal sinnvoll, denn das Adrenalin sorgt dafür, dass wir unter Stress adäquat reagieren. Sind wir jedoch mit der Situation überfordert, zu sehr gestresst oder haben wir Kummer und Sorgen, dann tritt das Gegenteil ein: Lampenfieber, Konzentrationsstörungen oder sogar eine Blockade, die eine adäquate Reaktion verhindern.
Hochsensible Menschen haben den Kopf sowieso schon übervoll mit Gedanken und Vorstellungen. Stressige Situationen erschweren die Konzentration zusätzlich.
Wichtig: Lassen Sie bei anhaltenden Konzentrationsbeschwerden eine eventuelle körperliche Ursache (zum Beispiel eine Durchblutungsstörung im Gehirn) abklären.

Selbstbehandlung

ÄTHERISCHE ÖLE

Litsea: Das Öl der chinesischen Wunderpflanze wirkt konzentrationsfördernd.
Das Öl von **Rosmarin** ist ein starkes geistiges Stimulans. Nicht vor dem Schlafengehen anwenden.

BACH-BLÜTEN

Chestnut Bud: Sie sind ungeduldig und denken eher an die Zukunft als an die Gegenwart. Daraus resultieren oft Fehler, auch immer wieder die gleichen. Die Menschen halten Sie für naiv und unaufmerksam.
Scleranthus: Ihre Gedanken hüpfen ständig hin und her.
White Chestnut: Ihre Gedanken kreisen, vor allem auch nachts. Sie kommen nicht zur Ruhe und finden keine Lösung für Ihre Probleme.

HOMÖOPATHISCHE MITTEL

Avena sativa D3: Sie sind tief erschöpft, weil Sie seit Längerem fast nicht mehr schlafen, oder Sie können nicht mehr schlafen, weil Sie so erschöpft sind. Deshalb können Sie sich geistig nicht mehr konzentrieren.
Calcium phosphoricum D6: Die an Sie gestellten Anforderungen sind objektiv betrachtet einfach zu hoch. Sie sind geistig überanstrengt, leiden unter Kopfschmerzen und Konzentrationsstörungen. Durch Wärme tritt Besserung ein.

MEIN PERSÖNLICHER TIPP

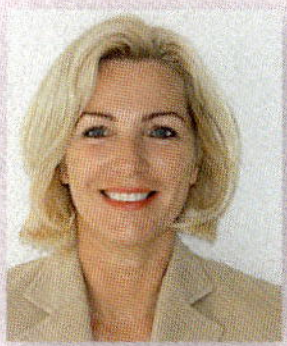

RÜCKWÄRTSÜBUNG

Wir bewegen uns in unserem Leben permanent vorwärts. Aktives Rückwärtsgehen verändert den Blickwinkel, verbindet die beiden Gehirnhälften miteinander und fördert Ihre Konzentrationsfähigkeit. Diese Übung stärkt Muskeln, die beim Vorwärtsgehen nicht oder wenig benötigt werden. Auch schult sie den Gleichgewichtssinn. Üben Sie das Rückwärtsgehen in einem vertrauten Raum. Beginnen Sie mit kleinen, langsamen Schritten. Gehen Sie einen Kreis. Drehen Sie nicht den Kopf nach hinten, sondern verlassen Sie sich auf Ihr Gehör und Ihr Gefühl. Mit zunehmender Sicherheit können Sie dann längere, gerade Strecken rückwärts gehen und auch Ihr Tempo steigern. Gehen Sie anfangs mindestens fünf Minuten rückwärts und steigern Sie die Dauer allmählich auf bis zu 30 Minuten.

Kalium phosphoricum D6: Sie haben sich zu sehr angestrengt, sind erschöpft, müde und schwitzen bei der kleinsten körperlichen Bewegung. Sie vergessen die einfachsten Dinge. Ruhe oder ein warmes Bad sorgen für Besserung.

PHYTOTHERAPEUTISCHE MITTEL

Ginkgo *(Ginkgo biloba)* fördert die Durchblutung im Gehirn.
Das Fertigpräparat **IL HWA® Ginseng Kapseln** enthält hochkonzentriertes Ginsengwurzel-Pulver. Nehmen Sie über mindestens 4 Wochen 1 200 Milligramm pro Tag ein.
Taigawurzel *(Eleutherococcus senticosus)* hilft gegen nachlassende Konzentration.
Rosenwurz *(Rhodiola rosea)* steigert die geistige Leistungsfähigkeit.

ZUSÄTZLICH HILFT

Gelb ist die Farbe der Zielgerichtetheit und Konzentration. Streichen Sie eine Wand gelb, kaufen Sie gelbe Blumen oder dekorieren Sie Ihre Wohnung oder das Büro mit gelben Stoffen.

Kopfschmerzen

Kopfschmerzen und Migräne sind ein weltweites Phänomen, das zudem in jeder Gesellschaftsschicht auftritt. Deshalb wird vermutet, dass die Neigung zu Kopfschmerzen dem Menschen angeboren ist.
Die Auslöser sind vielfältig: unter anderem Stress, eine falsche Haltung, die zu Verspannungen führt, Flüssigkeitsmangel, Wetterumschwung oder Lärm. Kopfschmerzen treten auch krankheitsbegleitend zum Beispiel im Rahmen einer Grippe auf. Es ist bekannt, dass Menschen, die regelmäßig unter Kopfschmerzen leiden, perfekt darin sind, ihre Gefühle zu kontrollieren und auch zu unter-

MEIN PERSÖNLICHER TIPP

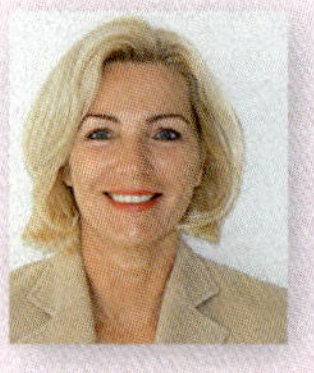

KOPFSCHMERZ-TAGEBUCH

Tragen Sie alle Momente in das Tagebuch ein, in denen sich Kopfschmerzen anbahnen und einstellen. Oft sind die Auslöser – manchmal sehr unbedeutende Dinge – einem nicht bewusst. Identifizieren Sie die Auslöser und überlegen Sie, wie Sie diese radikal aus Ihrem Leben entfernen können.
Darüber hinaus haben Untersuchungen gezeigt, dass ein strikter Tagesrhythmus mit regelmäßigen Essens- und Schlafenszeiten Kopfschmerzen mildern oder auch verhindern kann. Wichtig ist es, den Rhythmus auch an den Wochenenden beizubehalten.
Es ist außerdem erwiesen, dass Kopfschmerzen stressassoziiert sind. Lernen Sie deshalb Entspannungstechniken ▸ **siehe Seite 48**. Lernen Sie auch, sich abzugrenzen und Nein zu sagen ▸ **siehe Seite 116**.

drücken. In der Psychologie gelten Kopfschmerzen als unbewusstes Bitten um Erlaubnis für den Rückzug – nach dem Motto: »Jetzt reicht es mir, ich brauche meine Ruhe.« Wenn Sie regelmäßig an Kopfschmerzen leiden, versuchen Sie herauszufinden, in welchem Zusammenhang oder nach welchen Ereignissen sie auftreten.

Selbstbehandlung

BACH-BLÜTEN

Heather: Sie sind süchtig nach Zuwendung anderer Menschen und haben immer wieder klopfende Kopfschmerzen.
White Chestnut: Ihr Kopf zerplatzt fast vor quälenden Gedanken.
Reiben Sie Ihre Schläfen mit 1 Tropfen der zutreffenden Blüte ein.

HOMÖOPATHISCHE MITTEL

Aurum metallicum D4: Sie leiden vor allem nachts unter starken Kopfschmerzen.
Barium carbonicum D6: Der Schmerz sitzt über den Augen und am Hinterkopf.
Belladonna D6: Die Schmerzen sind hinter der Stirn lokalisiert.
China D12: Ihre Kopfschmerzen treten immer dann auf, wenn Sie nervös sind. Oft ist Ihnen gleichzeitig schwindelig.
Cocculus D4: Der Schmerz sitzt am Hinterkopf und im Nacken.
Colocynthis D4: Sie leiden unter halbseitigen Kopfschmerzen in der Kopfhaut oder auch stechenden Schmerzen in einer Gesichtshälfte, eventuell ist Ihnen übel und Sie müssen erbrechen.
Gelsemium D6: Sie haben sich fürchterlich aufgeregt. Ihre Kopfschmerzen bessern sich, wenn Sie uriniert haben.

PHYTOTHERAPEUTISCHE MITTEL

Johanniskraut *(Hypericum perforatum)* hilft bei Spannungskopfschmerz. Vorsicht: Johanniskraut erhöht die Lichtempfindlichkeit und setzt die Wirksamkeit der »Pille« herab.

TIPP

ENTKRAMPFENDER TEE FÜR DAS GEHIRN

Lassen Sie 30 Gramm Pefferminzblätter, 20 Gramm Melissenblätter, 30 Gramm Mädesüßkraut sowie 20 Gramm Mutterkraut in der Apotheke mischen. Gießen Sie 1 Teelöffel der Mischung mit 100 Milliliter kochendem Wasser auf und lassen Sie den Tee 10 Minuten ziehen. Trinken Sie über den Tag verteilt 2 Tassen des Tees.

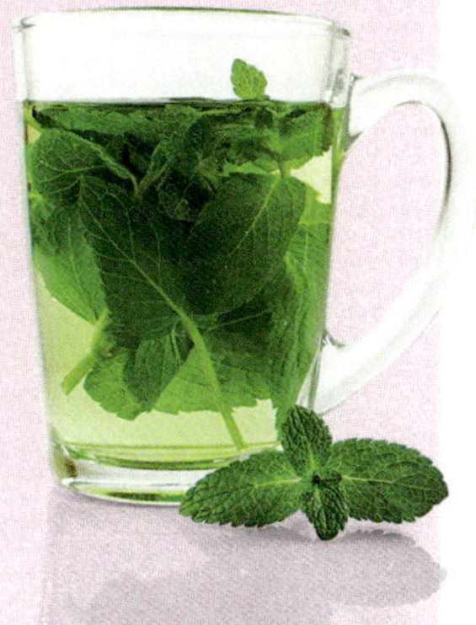

ZUSÄTZLICH HILFT

Reiben Sie bei Kopfschmerzen und Kopfschmerzattacken Ihre Schläfen mit 10-prozentigem Pfefferminzöl (Apotheke) ein.

Lärmempfindlichkeit

Lärm ist eine ganz persönliche Empfindung, wie schon Kurt Tucholsky sagte, zumindest wenn das Geräusch nicht grundsätzlich extrem laut ist. Hinzu kommt, dass wir ein und dasselbe Geräusch zu unterschiedlichen Zeiten verschieden laut wahrnehmen. Ein bellender Hund beispielsweise stört am Tag weniger als in der Nacht. Auch bestimmt die Kultur, in der wir leben, was noch normal und was Lärm ist.

> »Lärm ist das Geräusch der anderen.«
>
> KURT TUCHOLSKY

Hochsensible Menschen hören nicht nur quantitativ mehr, sondern ein Geräusch auch lauter und eher, also früher als ein Normalsensibler. Das stellt sie im Alltag oft vor große Herausforderungen, weil sich die Ohren nicht wie die Augen verschließen lassen und die Hörzellen die einzigen Sinnesorgane in unserem Körper sind, die sich nicht an einen Reiz anpassen. Bei anhaltender Belastung nehmen sie Schaden ▸ **siehe auch Ohrgeräusche, Tinnitus, Seite 86.**

Selbstbehandlung

HOMÖOPATHISCHE MITTEL

Coffea D12: Sie sind sehr lärmempfindlich. Am Abend können Sie schlecht einschlafen, weil Sie sich so viele Gedanken machen.
Kalium carbonicum D6: Ihre Ohren sind schmerzhaft gereizt.
Valeriana D12: Sie sind überempfindlich gegen alle Reize von außen. Schwächebedingte Ohnmachtsanfälle und Kopfschmerzen sind typisch. Auch Tics, Zuckungen am Mundwinkel oder Augenlid, können auftreten.
Zincum metallicum D6: Sie sind extrem geräuschempfindlich, reagieren schnell gereizt und neigen zu depressiver Verstimmung. Wenn Sie sich aufregen, kommt es zu nervösem Harndrang.

ZUSÄTZLICH HILFT

- **Allgemeine Tipps:** Für viele geräuschintensive Situationen empfehlen sich Ohrstöpsel. Im Hörgerätegeschäft individuell an das eigene Ohr angepasste Modelle lohnen sich. Auch Noise Cancelling Kopfhörer für Aufenthalte in der Öffentlichkeit wie im Zug oder Flugzeug sind eine gute Investition. Mit ihrer Hilfe lassen sich die Außengeräusche zu einem erheblichen Grad unterdrücken.

TIPP

ÜBEN SIE, SICH AUF DIE STILLE ZU KONZENTRIEREN

Setzen Sie sich auf eine Parkbank oder zu Hause auf Ihr Sofa. Üben Sie, sich auf die Stille zu konzentrieren und nicht auf die Geräusche, die Sie wahrnehmen. Es kann ein wenig dauern, bis Ihnen dies gelingt.
Die Mühe lohnt sich aber, denn Sie programmieren auf diese Weise Ihr Gehirn dauerhaft auf die leiseren Geräusche. Dadurch werden die lauteren Geräusche im Alltag langfristig weniger in Ihr Bewusstsein dringen.

- **Empfehlung für den Arbeitsplatz:** Vielleicht können Sie den Arbeitsplatz wechseln, indem Sie in ein anderes, ruhigeres Büro umziehen. Bitten Sie Ihre Kollegen, am Telefon oder untereinander leiser zu kommunizieren oder für Bürogespräche auf den Flur zu gehen. Stellen Sie den Klingelton von Telefon und Handy leiser und bitten Sie auch Ihre Kollegen darum.
- **Räumen Sie eventuell Ihre Wohnung um.** Das Bett sollte an der ruhigsten Stelle stehen. Denken Sie auch an das Unmögliche: Ein Umzug in eine ruhigere Wohnung oder Gegend kann Ihr Lebensgefühl gegebenenfalls fundamental verbessern.

Magenbeschwerden

Stress, Aufregung und psychische Belastungen können auf den Magen schlagen und Sodbrennen, Druck im Oberbauch oder Magenkrämpfe hervorrufen. Gerade hochsensible Menschen reagieren in angespannten Zeiten oft mit Magendrücken und Verdauungsbeschwerden.
Wichtig: Lassen Sie eine eventuelle organische Ursache abklären.

Selbstbehandlung

BACH-BLÜTEN

Chicory: Vieles staut sich in Ihnen an oder Sie »fressen es in sich hinein«. Kummer schlägt auf den Magen. Verdauungsstörungen wie Verstopfung treten ebenfalls auf.
Rock Water: Sie sind ein Perfektionist. Die Maßstäbe sind hoch. Sie zwingen sich, diese einzuhalten, auch wenn Sie und Ihre Familie darunter leiden. Dabei ignorieren Sie Ihre Bedürfnisse. Essstörungen und Magen-Darm-Erkrankungen sind typisch.

HOMÖOPATHISCHE MITTEL

Asa foetida D12: Selbst nach kleinen Mahlzeiten müssen Sie aufstoßen, drückt Ihnen der Magen und treten übel riechende Blähungen auf.
Eichhornia D6: Nach dem Essen fühlen Sie sich übervoll, Ihr Magen drückt, und Ihnen ist übel.

PHYTOTHERAPEUTISCHE MITTEL

Kamille *(Chamomilla recutita)* hat bei einem Reizmagen krampflösende und reizmildernde Wirkung.
Schafgarbe *(Achillea millefolium)* wirkt krampflösend und fördert den Gallefluss.
Süßholz *(Glycyrrhiza glabra)* schützt die Magenschleimhaut und entspannt den Bauch. Bereiten Sie einen Tee aus ½ Teelöffel frischer zerkleinerter Wurzel zu, die Sie mit 100 Milliliter kochendem Wasser übergießen. 10 Minuten ziehen lassen und abseihen. Trinken Sie bis zu 3 Tassen täglich.

TIPP

TEEREZEPT BEI REIZMAGEN UND REIZDARM

Lassen Sie je 20 Gramm Gänsefingerkraut, Kamille, Schafgarbe, Melisse und Engelwurz in der Apotheke mischen. Übergießen Sie 1 Teelöffel der Mischung mit 100 Milliliter kochendem Wasser und lassen den Tee 10 Minuten ziehen. Trinken Sie jeweils eine Tasse Tee zwischen den Hauptmahlzeiten.

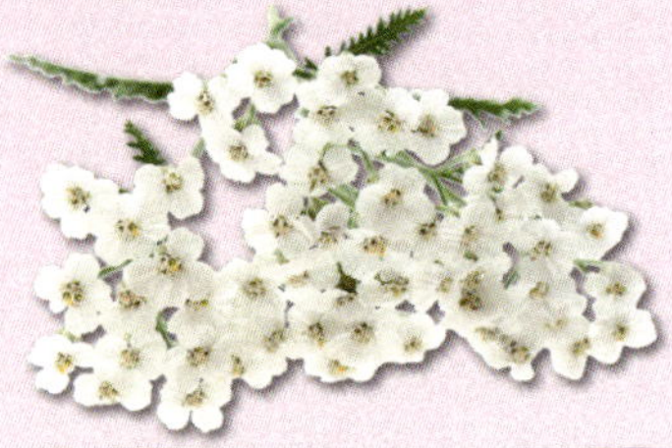

Achtung: Nehmen Sie von Süßholz täglich 5 bis maximal 15 Gramm zu sich, höhere Dosen können unter anderem den Kaliumspiegel durcheinanderbringen und zu Bluthochdruck führen. Nicht bei Leber- und Nierenerkrankungen sowie Herz-Kreislauf-Beschwerden einnehmen!
Ingwer *(Zingiber officinale)* beugt Sodbrennen vor, indem er die Produktion von Magensäure dämpft. Nehmen Sie ½ Teelöffel frisch geriebenen Ingwer vor dem Essen ein. Auch der Saft von **Aloe** *(Aloe vera)* hilft: Nehmen Sie 1 Esslöffel 20 Minuten vor dem Essen ein, maximal bis 3 Esslöffel pro Tag.

Nahrungsmittelunverträglichkeiten

Vor allem Hochsensible reagieren empfindlich auf bestimmte Lebensmittel. Beobachten Sie über die nächsten Wochen, wann sich nach einer Mahlzeit welche Beschwerden zeigen. Haben Sie Blähungen, wenn Sie Tofu, Joghurt oder ein Kohlgericht gegessen haben? Leiden Sie unter Sodbrennen nach Ihrem Latte macchiato? Juckt Ihre Haut zum Beispiel nach dem Verzehr von Meeresfrüchten? Auch Unverträglichkeiten auf Milchzucker (Laktose), Fruchtzucker (Fruktose) und Gluten (Klebereiweiß in Weizen) kommen bei Hochsensiblen oft vor.
Lassen Sie sich bei Bedarf bei einem Arzt oder Heilpraktiker auf eine mögliche Unverträglichkeit testen und diätetisch beraten.

Selbstbehandlung

HOMÖOPATHISCHE MITTEL

Asa foetida D6: Selbst nach kleinen Mahlzeiten leiden Sie unter Magendrücken, heftigem Aufstoßen und übel riechenden Blähungen. Die Beschwerden lassen nach, wenn Sie sich bewegen.
Eichhornia D3: Nach dem Essen fühlen Sie sich vollgestopft. Ihnen ist schlecht und der Magen drückt.

Nieren- und Blasenprobleme

Die Nieren erbringen Höchstleistung, indem sie unser Blut filtern und für die Ausscheidung von Giftstoffen und Stoffwechselendprodukten über den Urin sorgen. Die Nieren regulieren zudem den Wasserhaushalt und dadurch unseren Blutdruck, sie produzieren Hormone für die Blutbildung und den Vitamin-D-Haushalt. In der Harnblase wird der Urin gesammelt. Arbeiten unsere Nieren eingeschränkt aufgrund einer Infektion oder Funktionsstörung, dann besteht die Gefahr, dass unser Körper mit Stoffwechselendprodukten vergiftet wird. Die häufigste Blasenerkrankung ist die Infektion durch Bakterien. Infektionen des Nieren-Blasen-Apparates werden mit Beziehungsproblemen assoziiert (»etwas geht einem an die Nieren«), speziell Harnblasenstörungen mit ständiger Ängstlichkeit und Unruhe.

Das Homöopathikum Eichhornia aus der Wasserhyazinthe hilft bei Magendrücken.

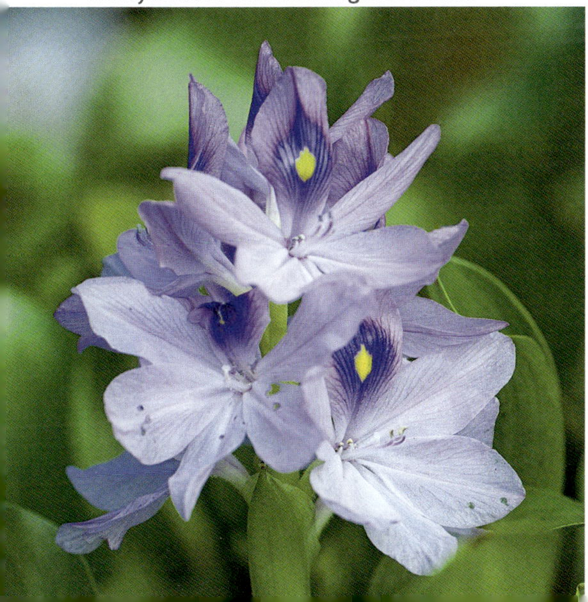

Selbstbehandlung

HOMÖOPATHISCHE MITTEL

Acidum benzoicum e resina C6: Sie haben eine Nierenkolik mit Brennen in der linken Niere. Ihr Urin riecht nach Ammoniak.
Berberis D12: Sie neigen zu Blasenentzündungen. Das Wasserlassen ist besonders schmerzhaft in diesem Zustand.
Cantharis D6: Ihre Blase ist entzündet, die Schmerzen sind schlimm.
Dulcamara D6: Sie haben sich in der Nierengegend verkühlt. Nun haben Sie eine Blasenentzündung.
Pulsatilla D6: Sie haben Blasenkoliken.
Sarsaparilla D12: Nieren und Blase neigen zu Entzündungen, Koliken und Steinbil-

dung. Sie können nur im Stehen einigermaßen schmerzfrei Wasser lassen, im Sitzen sind die Schmerzen unerträglich.
Solidago virgaurea D12: Die Nieren sind sehr druckempfindlich. Die dumpfen, pochenden oder stechenden Schmerzen strahlen in den Rücken aus. Sie neigen zu Nierenbeckenentzündungen und Steinen. Dieses Mittel hilft auch zur Vorbeugung.

PHYTOTHERAPEUTISCHE MITTEL

Ackerschachtelhalm *(Equisetum arvense)*, Blätter von **Bärentraube** *(Arctostaphylos uva-ursi)* und **Birke** *(Betula pendula)*, **Brennnessel** *(Urtica dioica)*, **Goldrute** *(Solidago virgaurea)*, Wurzel der **Hauhechel** *(Ononis spinosa)*, **Liebstöckel** *(Levisticum officinale)*, **Petersilie** *(Petroselinum crispum)* und **Spargel** *(Asparagus officinalis)* sind natürliche leichte Diuretika, das heißt, sie fördern die Urinausscheidung, wirken desinfizierend und spülend. Sie sind als fertige Mischungen, zum Beispiel als Nieren-Blasen-Tee von Heilbrunner®, erhältlich.

Blasenentzündungen lassen sich mit Berberis aus der Berberitze mildern.

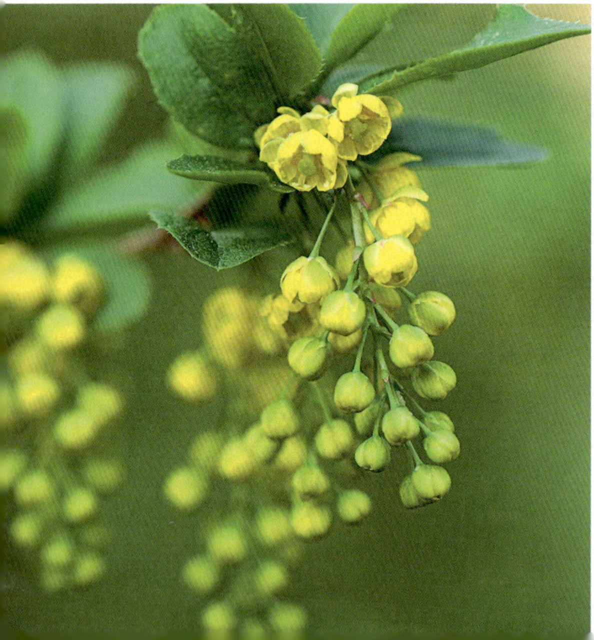

ZUSÄTZLICH HILFT

- Trinken Sie bei immer wiederkehrenden Blasenentzündungen zur Vorbeugung jeden Morgen ein Glas Preiselbeersaft.
- Trinken Sie mindestens zwei Liter am Tag.
- Entleeren Sie die Blase so oft wie nötig, verkneifen Sie sich nicht das Wasserlassen.
- Trinken Sie keine Zitrussäfte wie Orangensaft und keine zuckerhaltigen Getränke, denn Zitrussäfte reizen die Blase und Zucker »füttert« die Bakterien.

Ohrgeräusche, Tinnitus

Als Ohrgeräusche werden dauerhaft im Ohr vorhandene, hoch- oder niedrigfrequente Töne bezeichnet, die die Betroffenen als Klingeln, Brummen oder Sausen hören, die aber in der Umgebung nicht existieren. Bei den meisten Betroffenen ist es ein Pfeifen. Medizinisch werden die Ohrgeräusche Tinnitus genannt. Sie können die Folge von Kummer, Stress oder Aufregung sein.
Die Ursache ist nicht genau bekannt. Sehr wahrscheinlich handelt es sich um eine

Durchblutungsstörung in den winzigen Blutgefäßen des Innenohrs. Schwindel und eine Hörminderung bis hin zur Taubheit auf dem betroffenen Ohr können begleitend auftreten. Lesen Sie auch unter Lärmempfindlichkeit ▸ siehe Seite 82 nach. Hochsensible sind feinfühlig für Geräusche.

Selbstbehandlung

HOMÖOPATHISCHE MITTEL

Aurum metallicum D4: Sie sind ausgesprochen geräuschempfindlich. Zu viele akustische Eindrücke können bei Ihnen ein Ohrensausen hervorrufen.
Conium D4: Es ist, als flöge Ihnen alles um die Ohren: Die Ohren sausen, brummen, klingeln.
Digitalis D6: Sie haben sich aufgeregt und nun klingeln Ihnen die Ohren.
Ignatia D12: Bei Ihnen herrscht ein emotionales Chaos. Der Tinnitus verschlimmert sich, je mehr Sie sich aufregen. Ruhe bessert.
Petroleum rectificatum D12: Sie leiden an einem Ohrgeräusch, das synchron zu Ihrem Puls auftritt.

ZUSÄTZLICH HILFT

- Vermeiden Sie Stress jeglicher Art, zu kalte oder heiße Temperaturen und zu starke Temperaturschwankungen.
- Meiden Sie laute Musik und Lärm, verzichten Sie auf chininhaltige Getränke und glutamathaltige Speisen.

Schlafstörungen

Im Schlaf regenerieren sich unsere Körperzellen und entwickeln sich weiter, Lernstrukturen festigen sich, Erinnerungen werden gespeichert. Für Körper und Geist ist ausreichender Schlaf darum essenziell. Dementsprechend schädlich sind die Folgen eines Schlafentzugs ▸ siehe Info unten.
Die meisten Menschen brauchen sechs bis acht Stunden Schlaf, um optimal leistungsfähig zu sein. Viele hochsensible Menschen benötigen grundsätzlich mehr Schlaf, weil eine größere Menge an Reizen auf sie einströmt, die sie zu verarbeiten haben. Intensiv und ausreichend lange zu schlafen, ist darum gerade für Hochsensible ein sehr wichtiges Thema.
Schlafstörungen können sich in Einschlaf- und Durchschlafstörungen äußern.

INFO

FOLGEN EINES SCHLAFENTZUGS

Nicht schlafen zu können, schädigt den Körper: 24 Stunden schlaflos entsprechen 1 Promille Alkohol im Blut. Kein Wunder also, dass Schlafmangel – vor allem anhaltender – Folgen hat: Man fühlt sich zerschlagen, matt, ist nicht voll leistungsfähig, die Nerven liegen blank.

Selbstbehandlung bei Einschlafstörungen

HOMÖOPATHISCHE MITTEL

Argentum nitricum D12: Sie können vor lauter Grübeln, vor allem über die Zukunft, nicht einschlafen.
Coffea D6: Ihnen gehen viele Gedanken durch den Kopf, die Sie am Einschlafen hindern. Generell sind Sie sehr lärmempfindlich und neigen zu Nervosität.
Passiflora incarnata D3: Seelische Belastungen und Sorgen verhindern, dass Sie einschlafen können. Sie sind erschöpft.

PHYTOTHERAPEUTISCHE MITTEL

Melisse *(Melissa officinale)* und **Hopfen** *(Humulus lupulus)* wirken als Bad vor dem Schlafengehen beruhigend. Geben Sie 150 bis 300 Gramm Melissenblätter oder 1 bis 2 Handvoll Hopfenzapfen aus der Apotheke in das heiße Badewasser und baden Sie 15 Minuten darin.
Lavendel *(Lavandula officinalis)* im Säckchen unter Ihrem Kopfkissen oder am Fußende entspannt.

ZUSÄTZLICH HILFT

- Treiben Sie keinen exzessiven Sport bis drei Stunden vor dem Schlafengehen.
- Meiden Sie neben Kaffee und schwarzem Tee auch grünen Tee ab nachmittags (die anregende Wirkung kann bis zu 14 Stunden anhalten).
- Reiben Sie Ihre Füße vor dem Zubettgehen mit warmem Sesamöl ein, es entspannt die Muskeln.
- Sorgen Sie für ein Einschlafritual (zum Beispiel beruhigende Musik, eine Tasse Tee, ein Gedicht).
- Vermeiden Sie Fernsehen oder Filmeschauen auf dem Smartphone, Tablet etc. vor dem Zubettgehen. Das Schauen in die Lichtquelle unterdrückt in Ihrem Gehirn die Freisetzung des Schlafhormons Melatonin. Ihr Körper denkt durch das Licht, es wäre Zeit zum Aufstehen.
- Essen Sie keine fette, reichhaltige Mahlzeit vor dem Zubettgehen.

TIPP

ATEMÜBUNG 4-7-8 ZUM EINSCHLAFEN

Wenn Sie nicht einschlafen können, setzen Sie sich mit geradem Rücken auf Ihr Bett. Drücken Sie die Zunge an Ihren Gaumen, sodass die Zungenspitze die Schneidezähne berührt. Atmen Sie bei geschlossenem Mund durch die Nase ein. Zählen Sie dabei bis 4. Halten Sie den Atem an und zählen Sie bis 7. Atmen Sie dann durch den Mund aus (die Zunge klebt immer noch am Gaumen) und zählen Sie dabei bis 8. Gute Nacht!

Selbstbehandlung bei Durchschlafstörungen

ÄTHERISCHE ÖLE

Bergamotte beruhigt. Geben Sie ein paar Tropfen Bergamotteöl zusammen mit einigen Tropfen der Öle von Jasmin, Neroli und Ingwer in die Duftlampe.

BACH-BLÜTEN

Mimulus: Sie schlafen sehr unruhig.
White Chestnut ist die Basisblüte bei Schlafstörungen. Mischen Sie diese Blüte mit **Vervain**, das lässt Sie vor dem Einschlafen ruhig werden.
White Chestnut, gemischt mit **Olive**, entspannt den Körper und lässt die negativen Gedanken los.

HOMÖOPATHISCHE MITTEL

Aconitum D12: Sie schrecken mitten in der Nacht aus dem Schlaf auf, Ihr Herz rast dabei. Sie haben Angst und eventuell Schweißausbrüche und sind kaum zu beruhigen. Kälte verschlechtert.
Ambra D3: Sie schlafen wegen vieler Sorgen sehr unruhig.
Camphora D2: Ihre Schlaflosigkeit ist nervös bedingt.
Cypripedium pubescens D6: Sie sind so hyperaktiv, nervös, aufgeregt oder überarbeitet, dass Sie nicht durchschlafen können. Sie wachen auf und wollen Ihrem Partner mitten in der Nacht etwas erzählen.

PHYTOTHERAPEUTISCHE MITTEL

Hopfen *(Humulus lupulus)* und **Baldrian** *(Valeriana officinalis)* beruhigen und wirken schlaffördernd. Bei Hopfen empfiehlt sich ein Kissen, Baldrian gibt es als Fertigpräparat zum Beispiel von ratiopharm®. Beides erhalten Sie in der Apotheke.

ZUSÄTZLICH HILFT

- Schlafen Sie nicht nackt. Die Körpertemperatur fällt bei jedem Menschen zwischen 2 und 6 Uhr früh um ½ bis 1 Grad ab. Sind Sie zu dünn angezogen, frieren Sie und wachen darum auf. Tragen Sie ein Nachthemd oder T-Shirt mit Ärmeln, das verhindert einen Wärmeverlust.

Das ätherische Öl aus der Bergamotte verhilft zu besserem Durchschlafen.

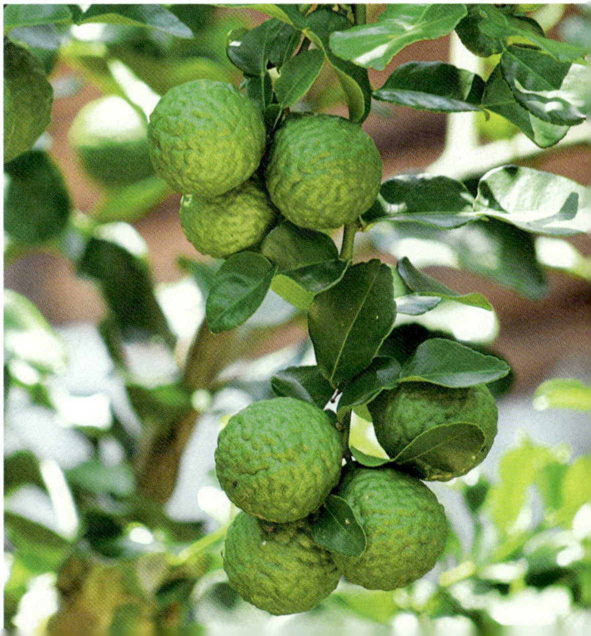

- Vermeiden Sie das Gläschen Wein zum Einschlafen. Sie schlafen zwar in der Tat schneller ein, dafür ist der Schlaf aber oberflächlicher.
- Wenn Sie nachts rausmüssen, lassen Sie das Licht ausgeschaltet. Helligkeit gaukelt dem Körper vor, dass es Morgen ist und Sie aufstehen müssen. Das Einschlafen fällt dann umso schwerer.
- Schlafen Sie bei geschlossenem Fenster, um Störgeräusche zu vermeiden, die Sie aufwecken könnten.
- Plädieren Sie für getrennte Schlafzimmer bei Schnarchern oder wenn einer von Ihnen dazu neigt, sehr unruhig zu schlafen (Sie oder Ihr Partner – seien Sie fair).

Schwindel

Das altdeutsche Wort »Schwindel« bedeutet »Schwinden der Kräfte und Sinne«. In der Tat tritt Schwindel oft dann auf, wenn man körperlich oder seelisch aus dem Gleichgewicht geraten ist. Gerade bei hochsensiblen Menschen können starke Emotionen und Stimmungsschwankungen Schwindel auslösen. Körperliche Ursachen für Schwindel sind unter anderem Irritationen des Gleichgewichtsorgans im Innenohr, zum Beispiel durch eine geschädigte Halswirbelsäule, oder ein zu niedriger Blutdruck.
Wichtig: Lassen Sie in jedem Fall eine eventuelle organische Ursache von Ihrem Arzt abklären.

Selbstbehandlung

ÄTHERISCHE ÖLE

Die Öle von **Basilikum, grünem Anis, Kamille, Kümmel, Lavendel, Pfefferminze** oder **Thymian** in der Duftlampe oder auf Stirn, Schläfen und Nacken aufgetragen (je 1 Tropfen) wirken gegen Schwindel.

BACH-BLÜTEN

Elm: Sie fühlen sich von der Verantwortung, die Sie tragen müssen, überfordert. Das führt zu Schwindelereignissen.
Scleranthus: Ihre Stimmungen und Meinungen wechseln ständig. Diese Schwankungen belasten Sie. Ihr Gang ist unsicher, Ihnen ist schwindelig.

Baldrian lässt Sie abschalten und fördert dadurch einen guten Schlaf.

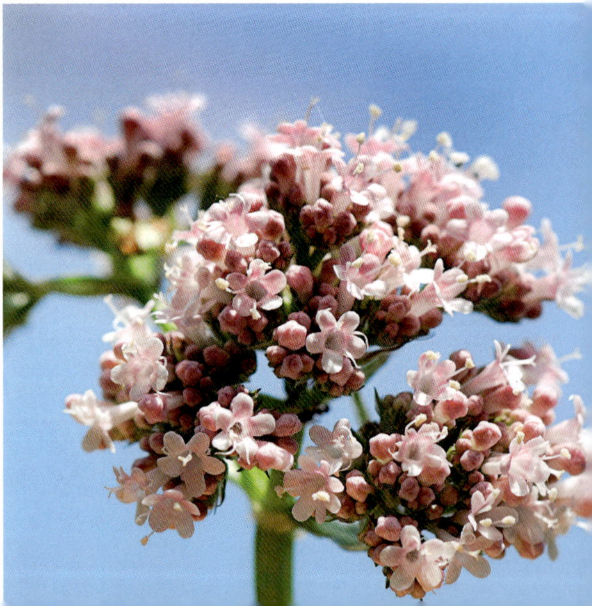

Oak: Sie arbeiten viel zu viel. Sie sind erschöpft und am Rande des nervlichen und körperlichen Zusammenbruchs.
Wild Oat: Sie suchen die Orientierung. Sie schwanken, welchen Beruf Sie wählen oder welche persönliche Entscheidung Sie treffen sollen. Sie sind verzweifelt und fragen sich nach dem Sinn Ihres Lebens.

HOMÖOPATHISCHE MITTEL

Argentum nitricum D12: Ihnen ist schwindelig auf Brücken und im Gebirge, aber auch vor Ereignissen, die anstehen. Im Freien und durch kühle Luft bessert sich der Schwindel.
Cocculus D12: Bei der kleinsten Bewegung ist Ihnen schwindelig. Auslöser sind unter anderem emotionale Ereignisse oder anstehende Entscheidungen, Schlafmangel, Jetlag, Kreislaufstörungen.
Conium D12: Ihnen wird schwindelig, wenn Sie die Körperhaltung verändern (aufstehen, setzen, hinlegen).
Rhus toxicodendron D4: Sie sind überreizt und / oder haben Angst vor der Zukunft. Ihr Schwindel ist nervös bedingt.
Das Fertigpräparat **Vertigoheel®** unterstützt bei allen Schwindelformen. Nehmen Sie so lange 3-mal täglich eine Tablette ein, bis sich der Schwindel bessert.

ZUSÄTZLICH HILFT

- Schauen Sie bei Schwindel auf einen unbeweglichen Gegenstand, zum Beispiel auf

TIPP

ÜBUNGEN BEI GUTARTIGEM LAGERUNGSSCHWINDEL

Lagerungsschwindel tritt bei Bewegung oder Veränderung der Haltung auf, also wenn man zum Beispiel sitzt und dann aufsteht.

Schwindel nach links

1. Setzen Sie sich auf Ihr Bett und drehen Sie den Kopf um 45° nach links.
2. Legen Sie sich rasch auf den Rücken, mit den Schultern auf einem Kissen. Bleiben Sie in dieser Position 30 Sekunden lang.
3. Drehen Sie den Kopf nach rechts und bleiben Sie in dieser Position weitere 30 Sekunden.
4. Legen Sie sich dann mit dem ganzen Körper auf die rechte Seite. Bleiben Sie 30 Sekunden so liegen.
5. Rollen Sie nicht zurück in die Rückenlage, sondern setzen Sie sich aus dem Liegen auf der rechten Seite auf. Sie sitzen dann auf der rechten Bettkante. Führen Sie diese Übung so lange 3-mal täglich durch, bis kein Schwindel mehr vorhanden ist.

Schwindel nach rechts

Gehen Sie vor wie oben beschrieben, führen Sie jedoch alle Bewegungen in die entgegengesetzte Richtung aus.

eine Straßenlaterne, ein Bild an der Wand, einen Stuhl oder Ähnliches.

- Drücken Sie den Akupressurpunkt Dreifacher Erwärmer 3 (auf dem Handrücken die Vertiefung zwischen dem 4. und 5. Mittelhandknochen) stündlich für jeweils 30 Sekunden.

Stress und Burnout

Die Reaktion des Körpers auf Stress kann lebensrettend sein. Das Herz rast, Puls und Blutdruck steigen, der Atem geht schneller – der Körper ist für den Verteidigungsfall, also für Flucht oder Aggression, gewappnet. Ein Leben in permanenter Notfallsituation, also im Dauerstress, macht krank. Bluthochdruck, Schlaflosigkeit, Nervosität, Magen-Darm-Beschwerden, Essstörungen, Depression sind einige der vielen Stresssymptome. Burnout kann die Folge sein. Jeder Mensch hat eine für ihn persönliche Belastungsgrenze und auch ein individuelles Stressverhalten. Frauen reagieren auf Stress oft mit Angst, Frust und Isolation, Männer vor allem mit Aggression, riskantem Verhalten sowie mit vermehrtem Alkoholkonsum. Hochsensible sind in erhöhtem Maße stress- und burnoutgefährdet, zum einen, weil sie an sich schon viel mehr Reize aufnehmen, zum anderen, weil es ihnen schwerfällt, sich gegen Überlastung abzugrenzen.
Vor allem in Hinblick auf ein drohendes Burnout (nichts geht mehr) ist es wichtig, die ersten Anzeichen einer Überforderung zu erkennen und beizeiten die Reißleine zu ziehen. Eine Prioritätenliste kann helfen: Was ist vorrangig? Was kann warten? Üben Sie dies zunächst in einem einzelnen Bereich Ihres Lebens, etwa selbst über Ihre Zeit zu bestimmen, zum Beispiel wann Sie wie lange wem oder was zur Verfügung stehen. Es ist erwiesen, dass Fremdbestimmung das höchste Stresspotenzial beinhaltet. Selbstbestimmung lässt hingegen wieder innere Ruhe einkehren.
Um einem Burnout vorzubeugen, ist es eventuell auch notwendig, sich aus einer beruflichen Situation für einige Zeit (Wochen bis Monate oder generell) auszuklinken.

Selbstbehandlung

ADAPTOGENE

Adaptogene sind pflanzliche Zubereitungen, welche gezielt die Stresssymptome mindern und die Widerstandskraft erhöhen.
Ginseng *(Panax ginseng)* wirkt bei Erschöpfungszuständen, nachlassender Leistungsfähigkeit und Konzentrationsstörungen. Nehmen Sie 1 200 Milligramm pro Tag über 4 Wochen ein.
Mate-Teestrauch *(Ilex paraguariensis)* hilft bei geistiger und körperlicher Ermüdung und ist in Reformhäusern als Fertigpräparat zum Beispiel von Alnatura® erhältlich.
Taigawurzel *(Eleutherococcus senticosus)*: Sie hilft gegen Müdigkeit und Schwäche

und ist als Fertigpräparat zum Beispiel als Eleutherococcus Kapseln N® von Bio-Diaet-Berlin erhältlich.

ÄTHERISCHE ÖLE

Anis stabilisiert.
Bitterorange zeigt ausgleichende und beruhigende Wirkung.
Melisse wirkt harmonisierend.
Lavendel löst nervöse Anspannungen.
Geben Sie ein paar Tropfen des zutreffenden Öls vor dem Einschlafen auf das Kopfkissen.
Rose hilft gegen Angstzustände, Gefühlsschwankungen und Lustlosigkeit.
Geranium ist angezeigt bei Stress mit Erschöpfungszuständen.
Ylang-Ylang gleicht nervöse Unruhe aus.

Bei Müdigkeit und Schwäche wirkt die Taigawurzel stärkend und kräftigend.

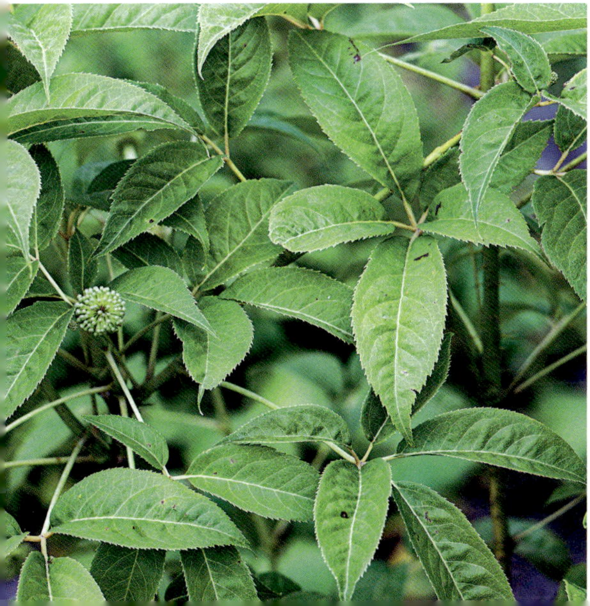

BACH-BLÜTEN

Oak: Sie sind ein Arbeitstier, verantwortungsbewusst und leisten viel – zu viel, bis hin zum körperlichen oder nervlichen Zusammenbruch.
Elm: Sie tragen große Verantwortung und fühlen sich davon überfordert.

HOMÖOPATHISCHE MITTEL

Acidum phosphoricum D12: Sie sind schon im Burnout oder stehen kurz davor. Sie sind völlig erschöpft aufgrund von jahrelangem körperlichem Raubbau, nach einer schweren Operation, aus Liebeskummer oder aufgrund anderer Sorgen.
Ambra D6: Sie sind geistig und körperlich absolut erschöpft, leiden unter Platzangst, Herzrasen und Herzklopfen. Vielleicht sind Sie auch depressiv.
Calmvalera Hevert® enthält unter anderem Cimicifuga, Cocculus, Ignatia und Zincum valerianicum. Es beruhigt, lässt Sie wieder schlafen und ist stimmungsaufhellend. Nehmen Sie über einen Zeitraum von 4 Wochen morgens 10 Tropfen und vor dem Schlafengehen 40 Tropfen ein.
Helonias dioica D6: Sie gehören zu den Menschen (Frauen), die sich mit Perfektion und Hingabe jahrzehntelang um Arbeit, Kinder, Haushalt und mehr gekümmert haben. Nun sind Sie mit Ihrer Kraft am Ende. Sie fühlen sich besser, wenn Sie sich ablenken, aber gerade darin besteht auch die Gefahr, denn so kommen Sie nie zur Ruhe.

PHYTOTHERAPEUTISCHE MITTEL

Die Blüte des **Hafers** *(Avena sativa)* spendet Kraft auch im geistigen Sinne. Sie bringt Sie wieder in Balance und stabilisiert Ihre Belastbarkeit.

Johanniskraut *(Hypericum perforatum)* erhöht die Stressresistenz und schirmt Sie gegen Reizüberflutung ab. Vorsicht: Es erhöht die Lichtempfindlichkeit und setzt die Wirksamkeit der »Pille« herab.

Rettich *(Raphanus sativus)* ist galletreibend, cholesterinsenkend und hilfreich bei Stress. Pürieren Sie für einen Drink 50 Gramm Rettich mit 100 Gramm Salatgurke, Dill, 100 Milliliter Mineralwasser, Salz, Pfeffer und einer Prise Zucker. In stressigen Zeiten einmal pro Tag trinken.

Johanniskraut beruhigt und lässt Stress weniger an Sie rankommen.

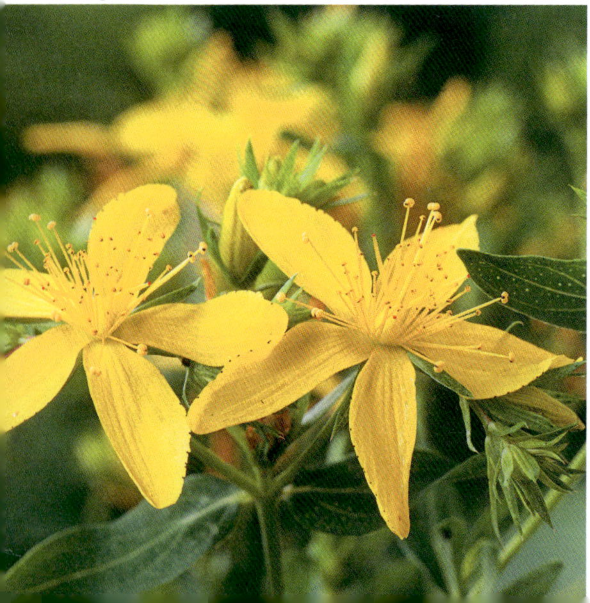

Schafgarbe *(Achillea millefolium)* aktiviert Ihre Selbstheilungskräfte.

Wechseljahresbeschwerden

Die Wechseljahre beginnen bei den meisten Frauen ab Mitte 40. Die Östrogenproduktion lässt immer mehr nach, bis sie mit zirka 55 Jahren ganz versiegt. Östrogen ist für glatte Haut, festes Haar und eine hohe Knochendichte wichtig und auch für die Leistungsfähigkeit unseres Gehirns. Nahezu alle Organe besitzen Östrogenrezeptoren. Das Hormon scheint darum eine weitreichende Schutzfunktion gegen Schmerzen und laut einiger Studien auch gegen Darmkrebs und Alzheimer zu haben. Die Wechseljahre lassen sich leider nicht aufhalten, die Beschwerden jedoch abmildern. Als Hochsensible reagieren Sie möglicherweise stärker auf die Hormonschwankungen und die damit verbundenen Symptome.

Selbstbehandlung

ÄTHERISCHE ÖLE

Geranium in der Duftlampe wirkt ausgleichend auf den Hormonspiegel.

Die Öle von **Muskatellersalbei, Pfefferminze** und **Zypresse** helfen gegen Schweißausbrüche und Hitzewallungen.

Bei akuten Hitzewallungen geben Sie einige Tropfen **Nana-Minze** auf ein Tuch und atmen den Duft ein.

Rose stärkt die weiblichen Geschlechtsorgane. Ein Wohlfühl-Rosenbad schmeichelt Ihrer Weiblichkeit: Geben Sie je 3 Tropfen Geranium-, Rosen- und Zypressenöl zusammen mit einem halben Becher Sahne in das Badewasser.

HOMÖOPATHISCHE MITTEL

Cimicifuga racemosa D6: Sie leiden tage- oder wochenweise abwechselnd unter Stimmungsschwankungen und körperlichen Beschwerden wie Schwindel, Kopf- und Nackenschmerzen.

TIPP

MASSAGE GEGEN WECHSELJAHRESBESCHWERDEN

Die Massage hilft bei Schlafstörungen, Hitzewallungen, Schweißausbrüchen oder Müdigkeit. Mischen Sie 5 Tropfen Geranium-, 4 Tropfen Muskatellersalbei-, 3 Tropfen Rosen- und 4 Tropfen Zypressenöl mit 50 Milliliter Mandelöl. Wärmen Sie etwas von der Mischung in der Hand an und massieren Sie sich. Oder lassen Sie sich massieren.

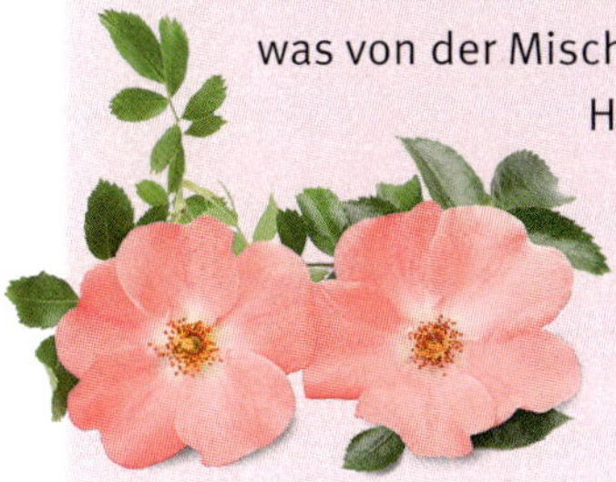

Lachesis D12: Die Hitzewallungen gehen mit einem geröteten Gesicht, mit Kopfschmerzen und Herzklopfen einher.
Natrium chloratum D12: Die Scheide ist trocken und schmerzt beim Geschlechtsverkehr. Ihre Haut ist empfindlich geworden.
Pulsatilla D12: Kleinigkeiten bringen Sie völlig aus der Fassung, dann kommen Ihnen plötzlich die Tränen. Sie frieren und schwitzen abwechselnd.
Sepia C12: Sie leiden unter Stimmungsschwankungen.

PHYTOTHERAPEUTISCHE MITTEL

Beifuß *(Artemisia vulgaris)* ist ein von alters her geschätztes Kraut in der Frauenheilkunde. Es stärkt alle weiblichen Kräfte.
Mönchspfeffer *(Vitex agnus-castus)*, **Rotklee** *(Trifolium pratense)* und **Soja** *(Glycine max)* haben eine östrogenähnliche Wirkung, das heißt, sie können den Mangel an Östrogenen im Körper ausgleichen.
Auch **Sibirischer Rhabarber** *(Rheum rhaponticum)* wirkt östrogenartig. Seine Inhaltsstoffe sind in dem Fertigpräparat femi-loges® enthalten.
Traubensilberkerze *(Cimicifuga racemosa)* ist als Heilmittel der Indianer bekannt. Sie lindert Wechseljahresbeschwerden.
Yamswurzel *(Dioscorea villosa)* dient bei den Naturvölkern vielen Frauen seit Jahrhunderten als Fruchtbarkeitsmittel. Sie hilft in den Wechseljahren gegen die typischen Beschwerden.

TIPP

JANUSHIRSHASANA

Die Kopf-Knie-Übung, eine Übung aus dem Hormon-Yoga, aktiviert nacheinander Ihre beiden Körperhälften. Setzen Sie sich mit geradem Rücken auf den Boden. Strecken Sie das linke Bein gerade aus und winkeln Sie das rechte so an, dass die Ferse nahe an Ihrem Damm liegt. Heben Sie die Arme und drehen Sie den gesamten Oberkörper leicht nach links. Lassen Sie sich nach vorne sinken und versuchen Sie, mit beiden Händen den linken großen Zeh zu greifen. Wenn Ihnen das nicht möglich ist, legen Sie die Hände auf den Unterschenkel. Atmen Sie 7-mal tief ein und aus. Danach atmen Sie ein, halten den Atem an (die Zunge liegt dabei oben am Gaumen), spannen den Beckenboden an und konzentrieren Ihre Gedanken auf Ihre Gebärmutter oder auf den Unterleib. Atmen Sie langsam aus, lösen Sie Ihre Haltung und machen Sie die Übung auf der Gegenseite. Üben Sie je Seite 3-mal.

ZUSÄTZLICH HILFT

- Durch Östrogenmangel wird der Darm träger. Viele Frauen vertragen dann Rohkost weniger gut. Fenchel und Möhren sind die Ausnahme und gelten als leichte Rohkost.
- Porridge statt Müsli: Kochen Sie morgens Getreide (zum Beispiel Haferflocken) und essen Sie diese mit gedünstetem Obst.
- Asiatinnen und Vegetarierinnen leiden weniger unter Wechseljahresbeschwerden. Experten führen dies auf die Ernährung mit viel grünem Gemüse, Sojaprodukten sowie auf den Verzicht auf Fleisch zurück.

Würgereiz beim Zähneputzen

Würgereiz tritt auf, wenn Gegenstände an die hintere Rachenwand anstoßen. Er ist ein Schutzmechanismus, der uns davor bewahrt, uns zu verschlucken. Gerade bei Hochsensiblen kann er oft sehr leicht ausgelöst werden und ist dann im Alltag störend.

Selbstbehandlung

HOMÖOPATHISCHE MITTEL

Nux vomica D12: Sie müssen beim Zähneputzen oder bei einer Behandlung im Mund oder Rachen unwillkürlich würgen.

ZUSÄTZLICH HILFT

Versuchen Sie, sich zu desensibilisieren, indem Sie mit Ihrer Zahnbürste über die Zunge fahren. Wagen Sie sich millimeterweise vor – jeden Tag oder jede Woche ein Stückchen mehr – Richtung hintere Rachenwand.

Zyklusbeschwerden

Drei von vier Frauen leiden am Prämenstruellen Syndrom (PMS), das heißt unter Symptomen wie Stimmungsschwankungen, Kopfschmerzen und Mattheit, die in Zusammenhang mit dem Hormonabfall vor der Periode auftreten können. In diesem Zeitraum ist es sinnvoll, den Bedürfnissen des Körpers nach Ruhe nachzugeben und Stress zu vermeiden. Entspannungsverfahren lindern die Symptome. Gegen zyklusabhängige Kopfschmerzen empfiehlt sich ein fester Rhythmus: Jeden Tag immer zur selben Zeit schlafen gehen, aufstehen und auch die Mahlzeiten einnehmen. Als Hochsensible sind Sie möglicherweise sehr empfindlich für PMS.

Selbstbehandlung

ÄTHERISCHE ÖLE

Die Öle von **Jasmin, Kamille, Lavendel, Muskatellersalbei** und **Schafgarbe** wirken krampflösend.
Geranium, **Rosmarin** und **Wacholder** helfen bei Einlagerung von Wasser im Gewebe.
Grapefruit, Melisse, Mimose und **Rose** heben die Stimmung.
Für eine sanfte Lymphdrainage der Beine lösen Sie je 5 Tropfen **Geranium-, Rosmarin-** und **Wacholderöl** in 50 Milliliter Mandelöl.
Achtung: Nicht bei Thrombosegefahr, Infektion oder Herzschwäche anwenden.

HOMÖOPATHISCHE MITTEL

Cimicifuga D12: Sie haben Krämpfe im Unterbauch, Kopfschmerzen und Ihnen ist zum Heulen.
Cyclamen D6: Sie leiden unter PMS mit Migräne, Schwindel und Brustschmerzen. Auch seelisch sind Sie angeschlagen.
Nehmen Sie vom passenden Mittel pro Tag 2-mal 3 Globuli vorbeugend ab dem 14. Zyklustag bis zum Einsetzen der Regel.

AKUPRESSUR

Leiden Sie unter Menstruationskrämpfen, dann drücken Sie mehrmals täglich für zirka 10 bis 30 Sekunden folgende Akupressurpunkte: auf der Unterseite beider Füße am Großzehenballen (dort wo der große Zeh mit seinem Gelenk am Fuß entspringt) und auf der Innenseite der Kniegelenke (zirka 2 bis 3 Zentimeter entfernt von der Kniescheibe auf der Beininnenseite, dort ist eine Vertiefung).

TIPP

VOR DER PERIODE BEACHTEN

Vermeiden Sie an den Tagen vor Ihrer Periode Kaffee, Alkohol, Tee und Zucker. Essen Sie vermehrt Vitamin-B-haltige Lebensmittel wie Avocado, Bananen, Feldsalat, Huhn, Leinsamen und Sonnenblumenkerne.

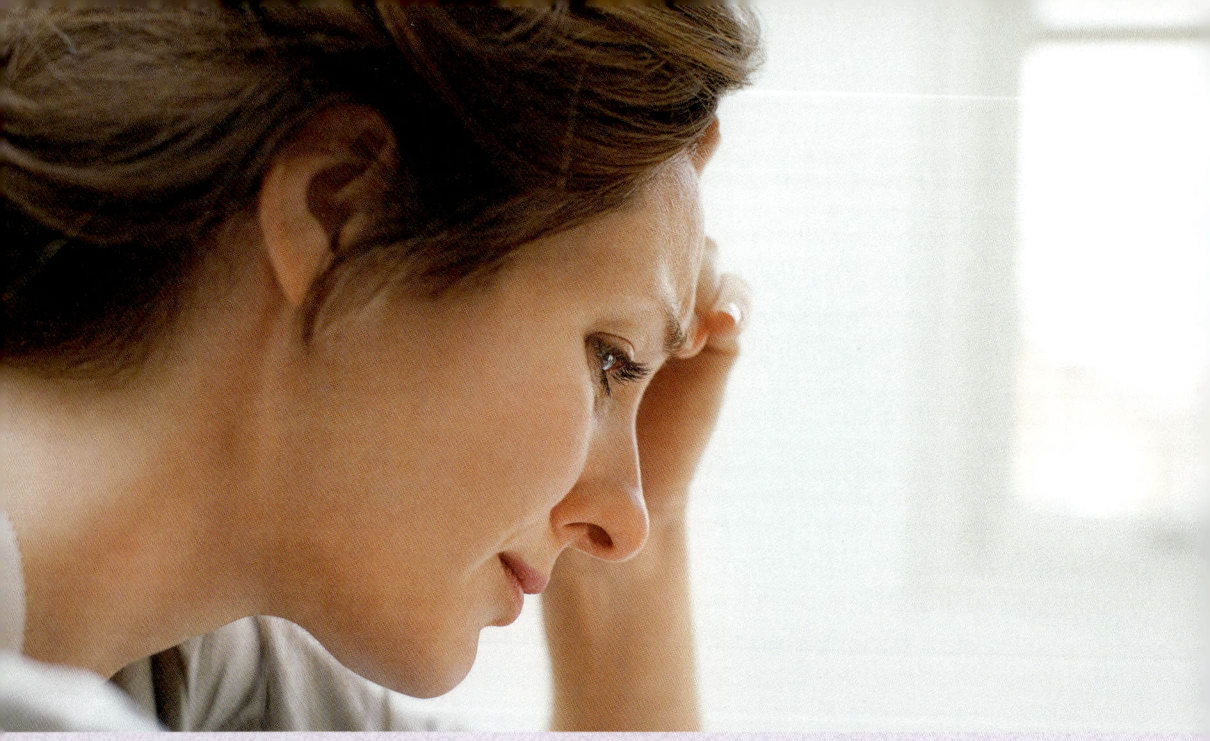

HILFE BEI SEELISCHEN BELASTUNGEN

Die Auseinandersetzung mit den eigenen Emotionen und Gedanken ist für viele Menschen kein leichtes Unterfangen. Insbesondere für Hochsensible können diese Themen eine große Herausforderung darstellen. Vor allem das oft jahrzehntelange Nichtwissen um die Veranlagung kann seine seelischen Spuren hinterlassen haben. In diesem Kapitel finden Sie hierzu eine Fülle von spezifischen Themen, von A wie ADHS bis W wie Wut, alphabetisch aufgeführt. Nach der Beschreibung des Themas empfehlen wir sanfte Methoden und Mittel unter anderem aus der Homöopathie und Phytotherapie sowie Tipps und Übungen. Diese sollen Sie in Ihrem Prozess der Auseinandersetzung mit der seelischen Belastung hilfreich unterstützen. Wie Sie das richtige Mittel für sich auswählen, lesen Sie auf Seite 57. Die Dosierung zu den Mitteln finden Sie ab Seite 42.

AD(H)S

Das Aufmerksamkeitsdefizit-Syndrom mit (ADHS) oder ohne Hyperaktivität (ADS) ist ein Problem der Aufmerksamkeitssteuerung. Die Betroffenen können sich nur äußerst kurz konzentrieren. Aufgaben werden unstrukturiert oder desorganisiert angegangen und darum oft nicht zu Ende gebracht. Das kann in allen Lebensphasen und -bereichen (Familie, Schule, Studium, Partnerschaft, Beruf) zu großen Problemen führen. Schul- und Arbeitsplatzwechsel, schwierige Partnerschaften und das Zurückbleiben hinter den eigenen Möglichkeiten, obwohl eine normale oder auch hohe Begabung vorhanden ist, sind typisch. ADHS beginnt in der Kindheit, bei der Hälfte der Betroffenen enden die Symptome mit dem 18. Lebensjahr. Jungen sind dreimal häufiger betroffen als Mädchen.

Selbstbehandlung

BACH-BLÜTEN

Cherry Plum: Sie sind innerlich extrem gehetzt. Sie haben Angst, die Kontrolle und den Verstand zu verlieren.
Impatiens: Sie sind reizbar, ungestüm, impulsiv. Es können aus heiterem Himmel Schmerzen auftreten, die Sie noch ungeduldiger werden lassen.
Scleranthus: Sie sind hektisch, sprunghaft, unausgeglichen.
Vervain: Sie werden gehetzt von Ihren eigenen Vorstellungen und Zielen.
White Chestnut: Sie sind hyperaktiv. Auf der geistigen Ebene sind Sie sehr unruhig.

HOMÖOPATHISCHE MITTEL

Bei ADS / ADHS empfiehlt sich eine Konstitutionsbehandlung unter Aufsicht eines Arztes oder Heilpraktikers ▸ **siehe Seite 41.**

PHYTOTHERAPEUTISCHE MITTEL

Baldrian *(Valeriana officinalis)*, **Melisse** *(Melissa officinale)* und **Johanniskraut** *(Hypericum perforatum)* als Tee wirken gegen starke Unruhe entspannend. Überbrühen

INFO

SYMPTOME VON ADHS

Bei ADHS im Kindesalter steht die körperliche Unruhe im Vordergrund. Die Kinder können nicht still sitzen. Erwachsene mit ADHS sind eher innerlich sehr unruhig, unorganisiert, schieben Aufgaben vor sich her und leiden möglicherweise unter starken Stimmungsschwankungen, Ungeduld, einem verschobenen Schlaf-wach-Rhythmus und haben Schwierigkeiten im Umgang mit anderen Menschen und in der Partnerschaft (Nähe-Distanz-Problem).

Sie von dem Einzelkraut oder der Mischung 1 Teelöffel mit 100 Milliliter heißem Wasser, 10 Minuten ziehen lassen. Trinken Sie über den Tag verteilt 1 bis 2 Tassen.
Achtung: Eher bei Erwachsenen als bei Kindern können diese Mittel auch paradoxe Wirkungen zeigen, also aufputschend sein.

ZUSÄTZLICH HILFT

Ein Tagesrhythmus mit regelmäßigen, festen Strukturen ist hilfreich. Es empfehlen sich auch eine therapeutische Behandlung und das Erlernen von Entspannungstechniken ▸ siehe Seite 48.

Ängste

Angst ist ein angeborener Schutzmechanismus. Sie warnt und bewahrt uns vor lebensgefährlichen Situationen. Droht Gefahr, dann sorgt die Angst dafür, dass im Körper alle Warnsignale angehen und wir im Ernstfall zur Flucht oder zum Kampf bereit sind. Dauerhafte Angst aber (vor dem Älterwerden, vor Arbeitslosigkeit, Spinnen, Menschenansammlungen …) kann den Alltag sehr belasten und krank machen. Gerade als Hochsensibler sind Sie für Ängste anfälliger.

Selbstbehandlung

ÄTHERISCHE ÖLE

Bergamotte, Lavendel und **Palmarosa** beruhigen. Wahlweise 5 Tropfen eines der Öle in die Duftlampe geben oder 1 Tropfen auf die Kleidung nahe an Ihrem Hals auftragen.

BACH-BLÜTEN

Agrimony: Konflikte und Auseinandersetzungen machen Ihnen große Angst.
Aspen: Sie leiden unter diffusen Ängsten, die Sie nicht klar benennen können.
Larch: Ihre Angst vor einer Fehlentscheidung ist groß.
Mimulus: Ihre Angst ist konkret: Angst in geschlossenen Räumen (Klaustrophobie), Existenzangst, Zukunftsangst, Angst in Menschenmengen.
Red Chestnut: Sie haben insbesondere Angst um andere.
Rock Rose: Sie sind in großer Not. Das Gefühl reicht von Hoffnungslosigkeit, Angst, Hysterie über Panikattacken bis hin zu Todesangst.
Geben Sie von der zutreffenden Blüte alle 15 Minuten 2 Tropfen auf die Zunge.

HOMÖOPATHISCHE MITTEL

Aconitum D12: Sie sind starr vor Schreck. Es gibt eigentlich keinen realen Grund für Ihre starke Angst. Die Angst geht mit Herzrasen einher.
Argentum nitricum D12: Sie leiden unter Lampenfieber und Prüfungsangst oder unter Platzangst. Herzrasen, Durchfall und Kopfschmerzen sind Begleiterscheinungen. In der Nacht und morgens ist die Angst besonders ausgeprägt.

Lachesis D12: Sie leiden unter Angst in engen Räumen und in Menschenmengen. Dann bricht Ihnen der Schweiß aus. Wenn Sie sich bewegen, bessert sich die Angst.
Phosphorus D12: Sie haben Angst vor Ereignissen, die Sie selbst nicht kontrollieren können (Gewitter, Übersinnliches, Börsenkurse). Diese Angst geht einher mit der Angst vor dem Alleinsein. Beim leisesten Geräusch fängt Ihr Herz an zu rasen.
Silicea D12: Zwei Ängste stehen im Vordergrund: die Angst vor dem persönlichen Versagen – egal in welcher Lebenslage – und die Angst vor Spritzen.

TIPP

ENTSPANNUNGSTEE

Lassen Sie 30 Gramm Melisse, 30 Gramm Passionsblume, 20 Gramm Lavendel und 20 Gramm Johanniskraut in der Apotheke mischen. Übergießen Sie 1 Teelöffel dieser Mischung mit 100 Milliliter kochendem Wasser und lassen Sie den Tee 10 Minuten ziehen. Trinken Sie bei Bedarf bis zu 3 Tassen Tee über den Tag verteilt.

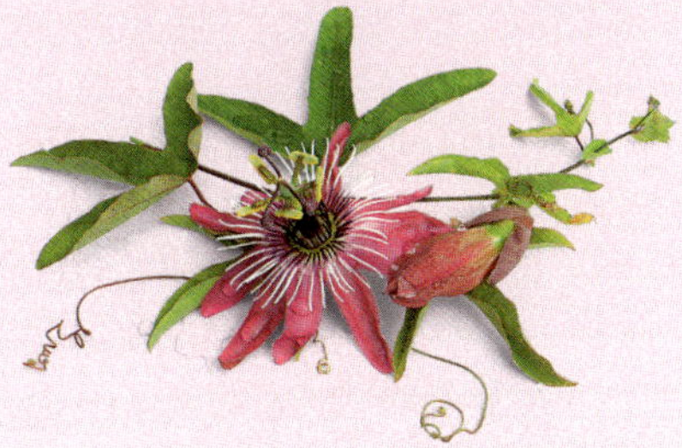

PHYTOTHERAPEUTISCHE MITTEL

Baldrian *(Valeriana officinalis)* beruhigt und hilft gegen Prüfungsangst.
Passionsblume *(Passiflora incarnata)* ist angstlösend und senkt den Blutdruck.
Kava-Kava *(Piper methysticum)* stärkt das psychische Wohlbefinden. Als **Kava Hevert® Entspannungstropfen** sorgt er für Ruhe und Ausgeglichenheit bei psychischen Belastungen. Im Fertigpräparat **Piper Methysticum spag.® Zimpel D1** wirkt Kava-Kava angstlösend und beruhigend.

Antriebslosigkeit

Körperliche Ursachen von Antriebslosigkeit sind unter anderem eine – beginnende – Depression, Infekte, eine Schilddrüsenunterfunktion, niedriger Blutdruck, Herzinsuffizienz und Vitaminmangel (D und B) sowie chronische Krankheiten. Seelische Ursachen sind vor allem Erschöpfung, Kummer und Sorgen. Es ist möglich, dass die Erkenntnis der Hochsensibilität Sie emotional sehr berührt und durcheinandergebracht hat. Das kostet emotionale Kraft und kann sehr erschöpfend sein. Vielleicht sind Sie zunächst blockiert und antriebslos. Auch das wäre verständlich.
Wichtig: Gehen Sie zum Arzt, wenn die Antriebslosigkeit plötzlich auftritt oder länger

als 2 bis 3 Wochen anhält oder mit körperlichen Symptomen wie zum Beispiel Gedächtnisverlust oder depressiver Verstimmung/Depression einhergeht.

Selbstbehandlung

BACH-BLÜTEN

Honeysuckle: Sie haben erkannt, dass Sie hochsensibel sind. Ereignisse aus der Vergangenheit betrachten Sie jetzt aus einem neuen Blickwinkel. Ihnen fällt es schwer, die Vergangenheit loszulassen und den neuen Zustand anzunehmen.
Olive: Die Neuigkeit und die emotionale Verarbeitung der Ereignisse haben Sie völlig erschöpft.
Wild Rose: Sie haben innerlich resigniert, glauben nicht mehr daran, dass sich Ihr Leben zum Guten wenden wird.

PHYTOTHERAPEUTISCHE MITTEL

Schafgarbe *(Achillea millefolium)* aktiviert die Selbstheilungskräfte.
Ysop *(Hyssopus officinalis)* ist wegen seiner ätherischen Öle als Gewürz beliebt. Das Kraut stärkt und belebt.

ZUSÄTZLICH HILFT

Zusätzlich zu den oben genannten Maßnahmen raten wir Ihnen, Ihre Leber zu entgiften. Machen Sie dazu als Kur eine Woche lang jeden Abend einen Leberwickel ▸ **siehe Tipp Seite 72**.

Ärger

Es begegnen uns täglich viele Situationen, über die wir uns aufregen: Ein Termin wird kurzfristig abgesagt, jemand hält sich nicht an die Abmachung, ein anderer schnappt Ihnen den Parkplatz vor der Nase weg, die Bemerkungen der pubertierenden Tochter bringen Sie in Rage.
Gerade als hochsensibler Mensch nehmen Sie sich viel zu Herzen. Möglicherweise ärgern Sie sich auch oft im Nachhinein darüber, dass Sie in dem auslösenden Moment nicht adäquat reagiert haben. Sie grübeln darüber, ob es nicht besser gewesen wäre, Grenzen zu setzen oder das Problem an den Verursacher zurückzugeben. In dem Fall ist es gut, seinem Ärger Luft zu machen, statt ein Magengeschwür zu bekommen.

Selbstbehandlung

Die folgenden Mittel helfen Ihnen, den Ärger zu kanalisieren oder loszuwerden.

BACH-BLÜTEN

Beech: Sie sind kritisch mit sich selbst, aber vor allem Ihrer Umgebung gegenüber. Sie sehen immer zuerst das Negative, sind streng, zynisch und ärgern sich über die Unzulänglichkeiten Ihrer Mitmenschen.
Holly: Sie neigen zu negativen Gefühlen wie Hass, Neid, Verbitterung und Ärger. Sie sind rasch gekränkt und reagieren grundsätzlich misstrauisch.

HOMÖOPATHISCHE MITTEL

Chamomilla recutita D12: Ihre Ungeduld ist groß. Sie brausen leicht auf und lassen sich dann nur schwer beruhigen. Der Ärger schlägt Ihnen auf den Magen. Eine Wärmflasche auf dem Bauch beruhigt.
Colocynthis D12: Sie sind gereizt, ärgerlich und ungeduldig, wütend oder zornig, auf jeden Fall fürchterlich aufgeregt. Wärme wirkt lindernd.

AKUPRESSUR

Ärger wird in der Traditionellen Chinesischen Medizin (TCM) vor allem dem Leber- sowie dem Nierenmeridian zugeordnet.
Yuan-Punkt Le3: Der Punkt liegt in der Vertiefung zwischen 1. und 2. Mittelfußknochen, das ist dort, wo der große Zeh und der zweite Zeh am Fuß entspringen. Drücken Sie diesen Punkt mit dem Finger oder Fingernagel für zirka 30 Sekunden. Dies hilft bei Ärger und Erregung.
Sedierungspunkt Le2: Der Punkt liegt zwischen dem großen Zeh und dem 2. Zeh in der Senke, der sogenannten Schwimmhaut. Drücken Sie ihn für zirka 30 Sekunden. Dies beruhigt und kräftigt die Leber.
Tonisierungspunkt Le8: Le8 finden Sie in der Falte der Kniebeuge innen. Er regt die Nierenfunktion an. Drücken Sie den Punkt zirka 30 Sekunden.

Durch Drücken des Akupressurpunktes Le2 beruhigen Sie die Leber.

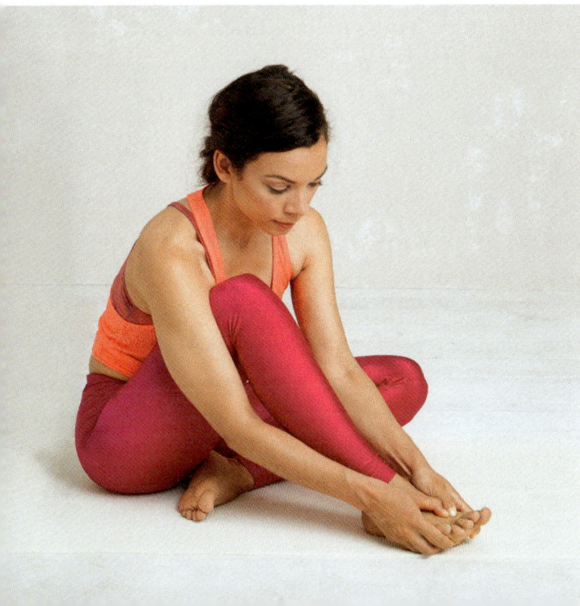

Demütigung / Kränkung

Als Hochsensibler sind Sie anfälliger für unbedachte Äußerungen durch Ihre Mitmenschen. Die Anmerkungen müssen gar nicht bösartig gemeint sein, trotzdem reagieren Sie schneller gekränkt. Vielleicht fühlen Sie sich auch übersehen, übergangen oder haben einen Job, für den Sie eigentlich überqualifiziert sind. In dem Fall leiden Sie still in sich hinein.

Selbstbehandlung

BACH-BLÜTEN

Gentian: Sie sind pessimistisch und lassen sich schnell entmutigen durch Hindernisse oder Rückschläge im Leben. Sie zweifeln und sind enttäuscht.

MEIN PERSÖNLICHER TIPP

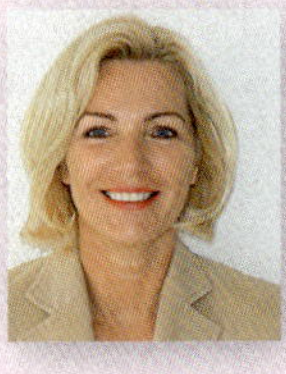

MODELL »SCHUTZRAUM«

Machen Sie sich immer wieder bewusst, dass eine Handlung oder Meinung eines anderen Sie als Mensch nicht abwerten kann. Stellen Sie sich vor, dass Sie ein Schutzraum umgibt. In der Meditation stellt man sich den Schutzraum als goldene Schutzglocke oder Blase vor, die einen wie ein Luftballon umschließt und in dem man geborgen ist. Alles, was von außen kommt, sehen wir dann zwar, aber es prallt an der Schutzhülle ab und kann Sie im Inneren der Hülle nicht verletzen.

HOMÖOPATHISCHE MITTEL

Ignatia D12: Sie sind emotional sehr verletzt. Die Kränkung sitzt wie ein Kloß in Ihrem Hals und nimmt Ihnen die Luft zum Atmen. Möglicherweise müssen Sie auch weinen. Wenn Sie etwas essen, bessert sich Ihr Zustand.

Sepia D12: Sie fühlen sich seelisch missbraucht. Sie sind enttäuscht. Die Sache hat Sie sehr erschöpft. Sie fühlen sich müde und ausgelaugt. Bewegung an der frischen Luft und Wärme helfen.

Silicea D12: Sie denken, dass Sie einer Aufgabe nicht gewachsen sind, und nehmen sie darum erst gar nicht an. Jede Kritik entmutigt Sie, geistige Arbeit erschöpft. Demütigung wird als innere Kälte gefühlt. Dementsprechend tut Ihnen Wärme gut.

Staphisagria D12: Sie neigen dazu, schnell gekränkt oder gedemütigt zu sein, und ziehen sich aus der entsprechenden Situation wütend und enttäuscht zurück.

Dysbalance / Ungleichgewicht

Körperliches und seelisches Gleichgewicht bedeutet Gesundheit. In der Medizin spricht man von Homöostase, dem Gleichgewicht des inneren Systems mithilfe von Regelungsmechanismen wie Körpertemperatur, pH-Wert, Hormonhaushalt oder Elektrolyte.

Selbstbehandlung

ATEMÜBUNG FEUER-ATEM

Setzen Sie sich in einen für Sie bequemen Yogasitz. Ballen Sie die Hände zu Fäusten, die Daumen weisen nach oben, und strecken Sie die Arme seitlich nach oben aus. Atmen Sie nun kräftig und schnell durch die Nase ein und aus, so als würden Sie einen Blasebalg betätigen. Versuchen Sie mindestens 30 Sekunden lang in dieser Weise kräftig zu atmen. Atmen Sie dann entspannt weiter und lassen Sie die Arme neben den Körper sinken.

YOGAÜBUNG TRIKONASANA

Bei der auch Dreiecksübung genannten Übung stellen Sie sich aufrecht hin, die Füße stehen hüftbreit nebeneinander. Strecken Sie die Arme in Schulterhöhe zur Seite aus, parallel zum Boden. Beugen Sie sich nun in der Hüfte nach rechts und berühren Sie bei durchgestrecktem Knie Ihre rechten Zehen mit den Fingern der rechten Hand. Beugen Sie auch den Kopf nach rechts, er kann die Schulter berühren. Strecken Sie den linken Arm nach oben in die Luft. Bleiben Sie in dieser Haltung 2 bis 3 Minuten. Wechseln Sie dann die Seite. Führen Sie die Übung 3- bis 5-mal pro Seite durch.

Die Yoga-Übung Trikonasana hilft, innerlich wieder ins Gleichgewicht zu kommen.

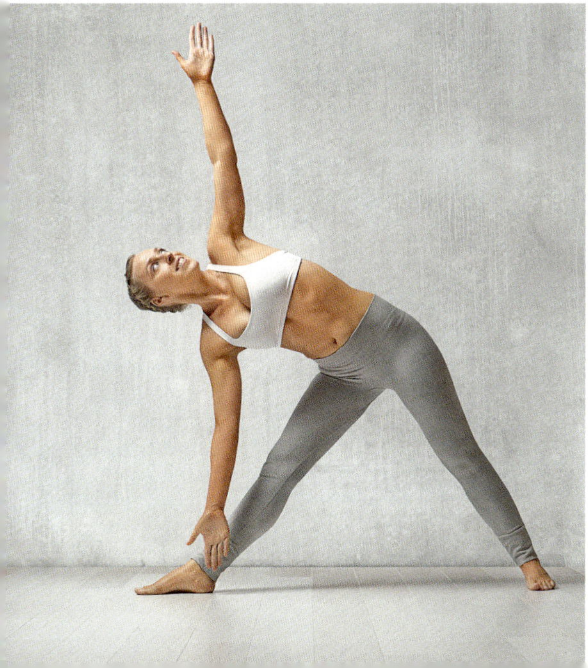

ZUSÄTZLICH HILFT

Trinken Sie morgens eine halbe Stunde vor dem Frühstück auf nüchternen Magen ein Glas warmes Zitronenwasser (Saft einer halben Zitrone mit abgekochtem, etwas abgekühltem Wasser aufgießen und mit Honig abschmecken). Dieses Ayurveda-Rezept regt den Stoffwechsel an und bringt Ihr Magen-Darm-Gefüge ins Gleichgewicht.

Einsamkeit

Als Hochsensibler fühlen Sie sich in Gesellschaft vielleicht nicht immer wohl. Dort erwarten Sie zu viele Menschen, Eindrücke, Lärm und mehr. Vielleicht haben Sie sich in den letzten Jahren deshalb immer mehr zurückgezogen. Mit diesem selbst gewählten Zustand sind Sie eventuell sogar glücklich, und doch gibt es Zeiten, in denen das Alleinsein Sie sehr belastet. Das Gefühl der Einsamkeit ist immer auch eine emotionale Erinnerung. Jeder hat sich als Kind einmal verlassen gefühlt – ob berechtigt oder nicht. Panik, Traurigkeit, Angst, Appetit- und Schlaflosigkeit, aber auch Herzschmerzen können das Gefühl der Einsamkeit begleiten. Möglicherweise sind Sie auch mutlos.

Selbstbehandlung

BACH-BLÜTEN

Heather: Sie können überhaupt nicht allein sein, fühlen sich isoliert und einsam.

Impatiens: Sie möchten alles schnell erledigen, sind ungeduldig und fordernd. Sie sind gegen sich genauso hart und unerbittlich wie anderen gegenüber. Das kann Sie isolieren, und unter der Einsamkeit leiden Sie.
Water Violet: Sie sind stolz, introvertiert, wahren Distanz und leben zurückgezogen.

HOMÖOPATHISCHE MITTEL

Hyoscyamus D6: Sie meiden Menschen. Aber obwohl Sie die Einsamkeit suchen, leiden Sie gleichzeitig unter ihr. Das macht sich in einer leichten Depression bemerkbar. Typischerweise wird die Traurigkeit unterbrochen von manischen Phasen.
Ignatia D12: Sie fühlen sich oft einsam. Sehr wahrscheinlich bereitet Ihnen etwas großen Kummer. Sie leiden unter einer depressiven Verstimmung.
Phosphorus D12: Sie sind einsam und haben große Angst. Abends und nachts verschlimmern sich diese Gefühle.

Gefühl der Schutzlosigkeit

Den vielen Reizen, denen Sie jeden Tag ausgesetzt sind, fühlen Sie sich mitunter schutzlos ausgeliefert. Es ist auch möglich, dass Sie durch die starken Sinnesreize den Kontakt zu sich selbst verloren haben. Vielleicht fühlen Sie sich auch einem beschämenden Ereignis aus der Vergangenheit schutzlos ausgeliefert, das durch die Erkenntnis der Hochsensibilität hochgekommen ist.

Selbstbehandlung

BACH-BLÜTEN

Gorse kann Ihren inneren Willen wieder stärken. Sie sind verzweifelt und haben keine Hoffnung mehr. Sie haben resigniert und glauben auch nicht, dass man Ihnen noch helfen kann.
Cerato unterstützt Sie darin, sich selbst wieder zu vertrauen.

HOMÖOPATHISCHE MITTEL

Pulsatilla D6: Sie fühlen sich nackt, schutzlos und einsam. Dabei haben Sie das Alleinsein selbst gewählt, denn die Angst vor einer Partnerschaft oder anderem ist groß.

PHYTOTHERAPEUTISCHE MITTEL

Engelwurz *(Angelica archangelica)* schützt Frauen.
Meisterwurz *(Imperatoria ostruthium)* schützt Männer.
Sonnenhut *(Echinacea angustifolia)* unterstützt Ihr Immunsystem.
Schafgarbe *(Achillea millefolium)* wirkt blutreinigend.
Eisenkraut *(Verbena officinalis)* stärkt Ihre Nerven.

Gefühl von Instabilität

Das Leben ist nicht immer ein langer, ruhiger Fluss. Veränderung und Wandel, Trennungen und neue Abschnitte gehören dazu.

Vielleicht bereitet Ihnen der Alltag Sorgen. Auch glückliche Ereignisse wie Verliebtsein oder der Umzug in eine schönere Wohnung können von dem Gefühl begleitet sein, den Boden unter den Füßen zu verlieren.
Unserer Erfahrung nach ist es vor allem für Hochsensible wichtig, sich zu erden ▸ **siehe Tipp rechts**. Als Hochsensibler nehmen Sie so viel im Außen wahr, dass Sie leicht den Kontakt zum eigenen Körper und zu Ihren Wurzeln verlieren. Je tiefer Sie aber verwurzelt sind, desto weniger kann Sie etwas aus dem Gleichgewicht bringen.

Selbstbehandlung

BACH-BLÜTEN

Scleranthus: Sie sind in jeder Hinsicht unentschlossen, können sich schlecht konzentrieren. Auch emotional und geistig sind Sie unausgeglichen und sprunghaft.

HOMÖOPATHISCHE MITTEL

Phosphorus D12: Sie können sich schlecht abgrenzen und fühlen sich oft hilflos angesichts der vielen Eindrücke. Einerseits können Sie sich schnell begeistern, andererseits fühlen Sie sich oft leer.

Gereiztheit

Zu viele Einflüsse von außen, die nicht adäquat verarbeitet werden, können zu innerer Gereiztheit führen. Versuchen Sie herauszu-

MEIN PERSÖNLICHER TIPP

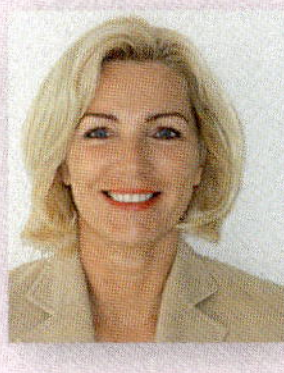

SO KÖNNEN SIE SICH ERDEN

- Reiben Sie je 1 Tropfen des ätherischen Vetiveröls in Ihre Fußsohlen ein.
- Arbeiten Sie mit Materialien wie Ton, Stein oder Holz.
- Arbeiten Sie in Ihrem Garten – wenn vorhanden.
- Gehen Sie in der Natur spazieren; setzen Sie sich unter einen Baum; legen Sie sich auf eine Wiese und beobachten Sie die Wolken; gehen Sie wann immer möglich barfuß.

Übung »Vrksasana«: Stellen Sie sich hüftbreit hin. Verlagern Sie Ihr Gewicht auf das linke Bein. Nehmen Sie mit den Händen das rechte Knie hoch zur Brust. Setzen Sie dann die rechte Fußsohle an der Innenseite des linken Oberschenkels ab. Die Zehen zeigen dabei nach unten. Nehmen Sie dann Ihre Hände vor die Brust in Gebetshaltung (die Handflächen liegen aneinander, die Finger zeigen nach oben). Atmen Sie 5- bis 10-mal tief ein und bleiben Sie während dieser Zeit in der Haltung stehen. Machen Sie diese Übung täglich nach dem Aufstehen.

finden, auf welche Umstände Sie regelmäßig gereizt reagieren. Als körperliche Ursachen können ein Magnesiummangel und / oder bei Frauen ein Hormonabfall vor der Periode oder in den Wechseljahren infrage kommen. Bei Männern kann sich Traurigkeit hinter der Gereiztheit verbergen.

Selbstbehandlung

Versuchen Sie in jedem Fall, zur Ruhe zu kommen.

ÄTHERISCHE ÖLE

Grapefruit kann Stress und Angst lindern und baut Sie geistig wieder auf.
Damaszenerrose wirkt harmonisierend, tonisierend und beruhigend.

Sporteln Sie, wenn Sie öfter gereizt sind. Es kann zu innerer Ausgeglichenheit führen.

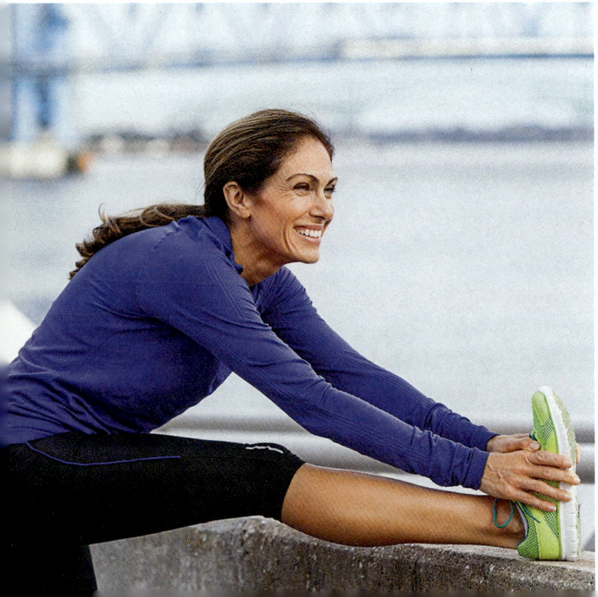

BACH-BLÜTEN

Beech: Sie sind kritisch und sehr leicht reizbar. Ihre Muskeln sind am ganzen Körper verspannt.

HOMÖOPATHISCHE MITTEL

Kalium phosphoricum D6: Sie sind überanstrengt und haben schwache Nerven. Auf alles reagieren Sie äußerst gereizt.

ZUSÄTZLICH HILFT

Eine sportliche Betätigung kann ausgleichend wirken.

Grübeln

Es ist sehr weise, sich über die Vor- und Nachteile einer anstehenden Entscheidung Gedanken zu machen. Ebenso ist es verständlich, wenn ein Ereignis einem noch einmal im Kopf herumgeht oder Ihre Gedanken dem Liebsten, den Kindern, Eltern oder Freunden gelten. Gerade für Hochsensible ist es jedoch nicht ungewöhnlich, dass das Gedankenkreisen überhaupt nicht mehr aufhört. Dieses Grübeln kann sehr belastend sein, mit großer Nervosität einhergehen und zu Schlaf- und Essstörungen führen.

Selbstbehandlung

BACH-BLÜTEN

Pine: Sie grübeln viel, sind selbstkritisch und unzufrieden, dazu bescheiden, reumütig und gewissenhaft. Das permanente Nachdenken macht Sie sehr müde.

Red Chestnut: Sie machen sich Sorgen um andere und stellen sich das Schlimmste vor.

White Chestnut: Tausend quälende Gedanken gehen Ihnen durch den Kopf, vor allem auch nachts. In Selbstgesprächen wägen Sie das Für und Wider ab und finden dennoch keine Lösung.

HOMÖOPATHISCHE MITTEL

Aurum metallicum D12: Ihre Gedanken kreisen um Versagensängste in einer konkreten Situation, zum Beispiel im Job. Sie machen sich Selbstvorwürfe und es gelingt Ihnen nicht, gedanklich aus der Situation herauszukommen. Das Grübeln bessert sich durch Umhergehen und Wärme.

Natrium chloratum D12: Permanent denken Sie an eine Enttäuschung, einen Kummer oder Schmerz in der Vergangenheit. Körperlich reagieren Sie mit Schweißausbrüchen und Durchfall. Ein Spaziergang an der frischen Luft beruhigt Ihre Gedanken.

Plumbum metallicum D12: Sie grübeln über alles Mögliche und sehen schwarz, vor allem für Ihre Zukunft. Vor lauter Gedanken vergessen Sie die alltäglichsten Dinge.

PHYTOTHERAPEUTISCHE MITTEL

Hafer *(Avena sativa)* lässt Sie nach geistiger oder körperlicher Überforderung besser

TIPP

GEDANKENZUG ALS STRATEGIE GEGEN GRÜBELN

Am besten führen Sie die Übung zu einem von Ihnen festgelegten Termin aus: »Grübeln heute von 20:30 Uhr bis 21:00 Uhr.« Das Grübeln wird so zu einer Aufgabe, die abgeschlossen werden kann. Versuchen Sie, in dem festgelegten Zeitraum Ihre Gedanken zu neutralisieren. Stellen Sie sich dafür einen langen Zug mit den Waggons vor. Jeder Ihrer Gedanken lagert in einem der Waggons. Der Zug fährt an Ihnen vorbei in einen Tunnel hinein. Konzentrieren Sie sich auf die Schlusslichter des Zuges, die in der Dunkelheit immer kleiner leuchten, bis sie verschwunden sind. Wiederholen Sie diese Strategie täglich. Nach einiger Zeit werden Sie feststellen, dass Sie damit die Gedanken aus Ihrem Kopf auf den Weg bringen können.

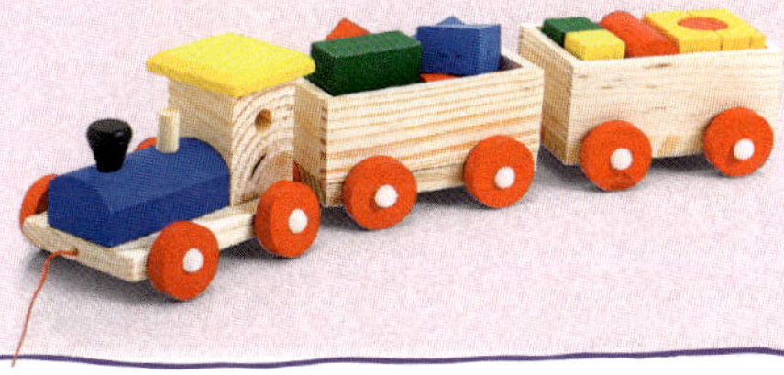

schlafen. Nehmen Sie vor dem Schlafengehen ein heißes Bad mit einer Handvoll Haferblüten (aus der Apotheke).
Lavendel *(Lavandula officinalis)* lässt das Kopfkarussell zur Ruhe kommen, das aufgrund von Stress am Arbeitsplatz oder in der Beziehung in Ihnen kreist.

Hoffnungslosigkeit

Möglicherweise haben Sie sehr lange mit dem Gefühl gelebt, anders zu sein als die Menschen in Ihrem Familien- und Berufsumfeld. Vielleicht hatten Sie die Hoffnung schon aufgegeben, von sich selbst sowie von den anderen so angenommen zu werden, wie Sie sind.

Selbstbehandlung

Folgende Mittel unterstützen den Prozess, mit der Erkenntnis, hochsensibel zu sein, auch wieder Hoffnung haben zu können.

BACH-BLÜTEN

Gorse: Sie sind hoffnungslos und verzweifelt und glauben nicht mehr daran, dass Ihnen jemand oder etwas in Ihrer Lage helfen kann. Möglicherweise sind Sie schon längere Zeit depressiv. Sie lassen sich zwar immer wieder zu neuen Anläufen überreden, Ihre Situation zu verändern, sind aber in der Tiefe Ihres Herzens von der Sinnlosigkeit des Unterfangens überzeugt. Sie können nicht weinen.

HOMÖOPATHISCHE MITTEL

Ignatia D6: Als Folge von großem Kummer (Verlust eines Angehörigen, Trennung von einer geliebten Person, Arbeitsplatzverlust) sind Sie deprimiert und ohne Hoffnung. Sie isolieren sich.
Pulsatilla D6: Sie wurden gekränkt, das Ereignis deprimiert Sie und raubt Ihnen die Hoffnung. Sie sind weinerlich.
Rhus toxicodendron D4: Sie sind traurig, die Zukunft macht Ihnen Angst, Sie haben wenig Hoffnung.
Secale cornutum D6: Sie sind sehr unruhig und schlafen schlecht. Das erschöpft Sie und macht Sie depressiv. Ihre Beschwerden verschlechtern sich durch Wärme.
Lithium carbonicum D12: Sie sind hoffnungslos, einsam, traurig und weinen leicht. Ihre Merkfähigkeit hat nachgelassen. Die Beschwerden bessern sich an der frischen Luft und wenn Sie essen.

PHYTOTHERAPEUTISCHE MITTEL

Augentrost *(Euphrasia rostkoviana)*: Auf der emotionalen Ebene lässt Augentrost Sie wieder hinschauen. Er unterstützt Ihre Zuversicht und bewirkt, dass Sie die Dinge wieder hoffnungsvoller sehen.

ZUSÄTZLICH HILFT

Die Farbe Grün verkörpert Wachstum und die Hoffnung auf einen Neubeginn. Grün senkt auch den Blutdruck und lässt Sie besser schlafen. Legen Sie sich auf eine grüne

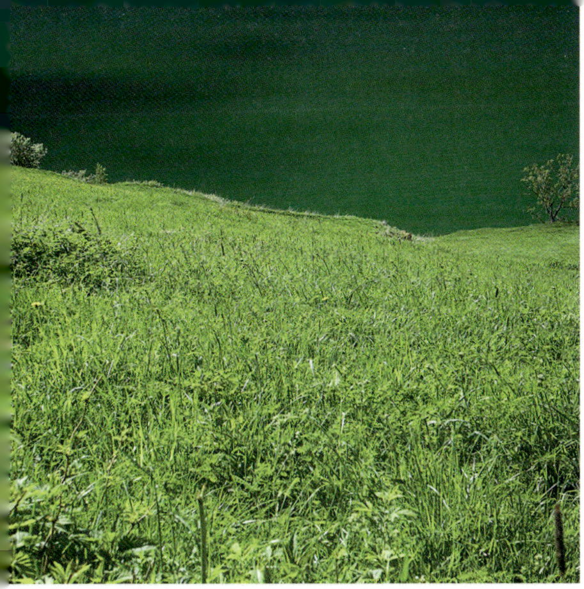

Die Farbe Grün schenkt Ihnen Hoffnung auf einen Neubeginn. Alles wird gut.

Wiese, kaufen Sie grüne Pflanzen oder streichen Sie eine Wand grün.

Innere Unruhe / Nervosität

Als hochsensibler Mensch reagieren Sie sowohl auf äußere Einflüsse wie Lärm und Stress als auch auf innere Einflüsse (Verantwortung, Ängste, Sorgen) heftiger. Sie sind müde, kommen aber nicht zur Ruhe. Sie möchten sich auf eine Sache konzentrieren, aber es gelingt Ihnen nicht. Sie sind rastlos und zunehmend gereizt. Ihre Nerven liegen – verständlicherweise – blank.

Wichtig: Lassen Sie auch eine körperliche Ursache, zum Beispiel eine Überfunktion der Schilddrüse, oder den Hormonstatus ärztlich abklären.

Selbstbehandlung

BACH-BLÜTEN

Impatiens: Sie sind reizbar, impulsiv und ungestüm.

White Chestnut: Ihre Gedanken drehen sich permanent im Kreis. Innere Unruhe sowie Schlaflosigkeit trotz Müdigkeit können die Folgen sein.

Cherry Plum: Ihre Nerven sind zum Zerreißen angespannt. Sie haben Angst, verrückt zu werden.

HOMÖOPATHISCHE MITTEL

Coffea D6: Ihre Gedanken kreisen, Sie schlafen deshalb schlecht und sind tagsüber sehr nervös.

Jodum D12: Sie leiden unter Unruhe mit Herzklopfen.

Passiflora incarnata D6: Ihre innere Unruhe ist die Folge einer seelischen Belastung. Sie können nicht schlafen und haben extrem starke Kopfschmerzen.

Rhus toxicodendron D4: Sie sind überreizt und haben Zukunftsängste. Das führt zu nervösem Schwindel.

PHYTOTHERAPEUTISCHE MITTEL

Hopfen *(Humulus lupulus)* wirkt ausgleichend, wenn Sie morgens müde und abends hellwach sind.

Lavendel *(Lavandula officinalis)* als Lasea® Lavendelöl-Kapseln hilft bei ängstlicher Unruhe und Gedankenkreisen.

Melisse *(Melissa officinale)* besänftigt Sie bei Reizüberflutung am Tag und beruhigt Ihr Herz.
Passionsblume *(Passiflora incarnata)* hilft gegen innere Unruhe durch Sorgen und Überarbeitung.

ATEMÜBUNG NADI SHOFHANA

Atmen Sie bei geschlossenen Augen abwechselnd durch das linke und rechte Nasenloch ein und aus (halten Sie beim Einatmen durch das rechte Nasenloch das linke zu, atmen Sie durch das linke aus und halten dabei das rechte zu). Die Übung bringt Körper und Geist wieder ins Gleichgewicht.

TIPP

BERUHIGUNGS-TEES

- Lassen Sie je 10 Gramm Baldrianwurzel und Melissenblätter mit 20 Gramm Schafgarbe in der Apotheke mischen. Übergießen Sie 2 Teelöffel davon mit 200 Milliliter kochendem Wasser. Nach 10 Minuten abseihen. Trinken Sie morgens und abends je 1 Tasse.
- Übergießen Sie 2 Teelöffel Lavendelblüten mit 100 Milliliter heißem Wasser, lassen das Ganze 5 Minuten ziehen und seihen ab. Trinken Sie am besten abends 2 Tassen.

Kummer / Sorgen

Als Hochsensibler sind Sie sehr empfänglich für Emotionen aus Ihrer Umgebung. Vor allem neigen Sie dazu, sich in die Gefühle Ihnen nahestehender Personen hineinzuversetzen oder diese sogar zu übernehmen. Auch Ereignisse in Ihrem Umfeld oder im weltpolitischen Geschehen überwältigen Sie emotional. Dieses Übermaß an Gefühlen – egal ob positiv oder negativ – kann Kummer, Traurigkeit und Sorgen hervorrufen.

Selbstbehandlung

BACH-BLÜTEN

Agrimony: Die Sorgen drohen Sie innerlich »aufzufressen«, trotzdem lassen Sie sich nichts anmerken. Sie beklagen sich nicht, spielen den anderen eine heile Welt vor.
Red Chestnut: Sie machen sich vor allem Sorgen um andere. Sie glauben, Gefahren und Schwierigkeiten vorauszusehen, und wollen die anderen davor bewahren. Das kann sehr belastend sein.

HOMÖOPATHISCHE MITTEL

Acidum phosphoricum D12: Sie sind voller Sorge über ein Ereignis, vielleicht haben Sie Liebeskummer. Die Emotion hat Sie so sehr angestrengt, dass Sie sich innerlich nun leer und erschöpft fühlen. Wärme tut gut.
Ambra D12: Sie sind ein zurückhaltender und schüchterner Mensch. Sorgen und

MEIN PERSÖNLICHER TIPP

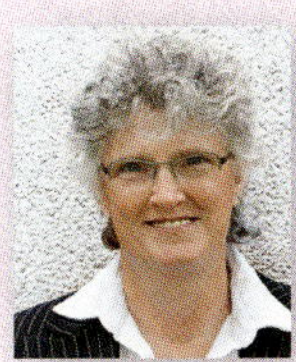

»KUMMERKASTEN«
Vielleicht haben Sie als Kind ein kleines Kästchen besessen, in das Sie Briefe, Fotos und andere Dinge, die Ihnen lieb waren, hineingelegt haben. Vielleicht haben Sie dieses Kästchen immer dann hervorgeholt, wenn Sie traurig oder einsam waren, und die Dinge haben Ihnen in diesen Fällen Trost gespendet. Überlegen Sie, was oder auch wer Ihnen heute Trost spenden kann. Schreiben Sie die Namen oder Dinge auf einen Zettel und deponieren Sie ihn wie damals in einem Kästchen. Bei Bedarf holen Sie den Zettel aus Ihrem »Kummerkasten« hervor und lesen ihn.

Kummer rauben Ihnen den Schlaf. Frische Luft tut Ihnen gut.
Ignatia D12: Sie sind traurig, wollen aber nicht getröstet werden. Mal ist Ihnen zum Weinen zumute, mal zum Lachen. Regelmäßige Mahlzeiten stabilisieren Sie emotional.
Natrium chloratum D12: Sie können nicht vergessen, was passiert ist, und sind darüber zutiefst bekümmert. Sie lassen keine Hilfe zu, möchten aber trotzdem nicht allein sein.

PHYTOTHERAPEUTISCHE MITTEL

Bärlauch *(Allium ursinum)* hilft, Kummer und Vergangenes loszulassen und etwas Neues zu beginnen.
Salbei *(Salvia officinale)* löst Kummer. Frittieren Sie bei Bedarf drei Blätter mit ein wenig Salz in Olivenöl.

Mangel an Mut

Menschen bleiben oft jahrzehntelang in Situationen (Arbeitsstelle, Beruf, Partnerschaft, Ehe), von denen sie selbst sagen, dass diese sie unglücklich machen oder sogar krank. Dennoch fehlt oft der Mut, aus diesen Situationen auszubrechen oder sie auch nur in Nuancen zum Guten hin zu verändern. Warum? Weil jede Situation, egal wie schlimm sie ist, Sicherheit bietet. Das Ungute ist vertraut, vielleicht auch bequem. Ich weiß, was ich habe. Wenn ich die Situation ändere, weiß ich nicht, was ich bekomme. Im Zweifelsfall wird dies schlechter sein, aber in jedem Fall ungewiss.
Gerade jetzt, wo Sie erkannt haben, dass Sie hochsensibel sind, stehen eventuell lebensverändernde Situationen an. Möglicherweise werden die Idee und der Wunsch, Ihr Leben an die Hochsensibilität anzupassen und die notwendigen Schritte auf dem Weg dahin zu unternehmen, immer stärker. Für das Angehen und die Umsetzung braucht es Mut. Mut und große Kraft, sich der Ungewissheit zu stellen und die notwendigen Schritte

auch durchzuführen – im Zweifel gegen alle Widerstände. Ihr Umfeld wird den von Ihnen ausgehenden Veränderungswunsch möglicherweise erst einmal skeptisch betrachten, ihn vielleicht sogar als schlecht beurteilen, diesem aktiv entgegenstehen oder ihn boykottieren. Mut ist in diesem Fall der Wille und die Konsequenz, trotz allem eine Situation verändern zu wollen, und zwar zu ihrem Guten. Trainieren Sie also Ihren Mut ▸ **siehe Seite 115.**

Selbstbehandlung

BACH-BLÜTEN

Gentian: Sie lassen sich schnell entmutigen, trauen sich nicht viel zu und gehen eher von einem negativen Ergebnis oder einer Absage aus. Wenn diese tatsächlich eintrifft, machen Sie sich Vorwürfe und werden depressiv. Die Blüte hilft gegen Zweifel, Skepsis und Mangel an Vertrauen.

Die Bach-Blüte Gentian stärkt alle, die sich schnell entmutigen lassen.

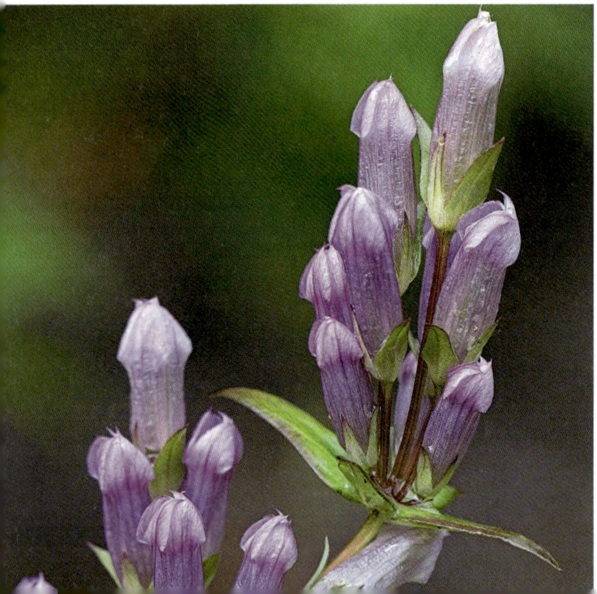

HOMÖOPATHISCHE MITTEL

Acidum phosphoricum D12: Sie haben Angst vor einer ungewissen Zukunft und fühlen sich sehr erschöpft.
Lachesis D12: Sie haben Angst vor der Zukunft, vor einer Trennung, vor jeglicher Veränderung.
Lycopodium D12: Ihr Verstand kaschiert Ihre Gefühle. Diese haben Sie zu fest im Griff. Sie fürchten die Zukunft und neigen zu Einsamkeit.

PHYTOTHERAPEUTISCHE MITTEL

Sonnenhut *(Echinacea angustifolia)* gibt Ihnen Mut, seelische Fragen zu klären: Was wollen Sie? Wer sind Sie? Was brauchen Sie?

Mangelnde Abgrenzung

Mit anderen Menschen den ganzen Tag zusammen zu sein, ob im Job oder in der Familie, ist eigentlich wunderbar. Für einen hochsensiblen Menschen kann dies aber sehr anstrengend und erschöpfend sein. Abgrenzung ist für Hochsensible generell ein wichtiges und auch schwieriges Thema. Zum einen geht es um die Reizüberflutung, zum anderen um die besondere Fähigkeit,

SO TRAINIEREN SIE IHREN MUT

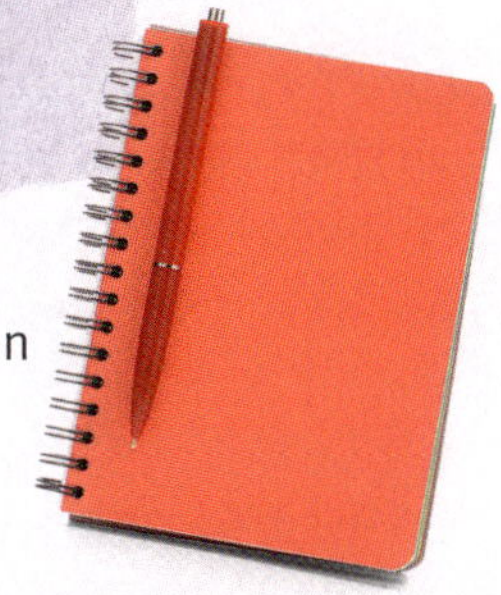

Mut lohnt sich, denn er ist der Wille, eine Situation zu ihrem Guten verändern zu wollen.

Analysieren Sie Ihre Situation genau: Was stört Sie, was wollen Sie verändern?

INFORMATIONEN SAMMELN

Informieren Sie sich über die Fakten in Bezug auf die angestrebte Situation: Wen müssen Sie fragen? Wer kann Ihnen helfen? Was sagt das Gesetz? Was steht Ihnen zu?
Ein Mangel an Mut basiert oft auf einem Mangel an Information. Je mehr Sie wissen, desto besser können Sie die Situation einschätzen und die notwendigen Schritte einleiten. Wenn Sie die Fakten kennen, sind Sie vor bösen Überraschungen besser geschützt.

VORBILDER SUCHEN

Gibt es ein Vorbild, jemanden, den Sie für seinen Mut bewundern? Finden Sie heraus, was dieser Mensch unternommen hat und wie er sich in der Phase der Veränderung verhalten hat. Im besten Fall fragen Sie ihn oder bitten ihn um Unterstützung.

»ZUKUNFT« SPIELEN

Spielen Sie in Gedanken das Spiel »Was wäre wenn«. Tun Sie so, als ob Sie morgen Ihre Lebenssituation ändern würden. Was benötigen Sie dafür? Wie würden Sie sich fühlen? Schreiben Sie alle Punkte auf. Dann führen Sie eine Für-und-Wider-Liste. Konzentrieren Sie sich auf die Punkte dafür, das gibt Ihnen Sicherheit. Holen Sie sich Hilfe gegen die widrigen Umstände.

MUT-ÜBUNGEN

Wagen Sie sich an Dinge heran und begeben Sie sich in Situationen, die Ihnen Mut erst einmal im Kleinen abfordern:

- Machen Sie einem wildfremden Menschen ein Kompliment.
- Bitten Sie um Hilfe bei einer Sache, die Sie immer allein gemacht haben (den Kollegen bei der Fertigstellung eines Dokuments, den Nachbarn beim Schleppen der Einkaufstüten, Ihren Partner bei der Organisation eines Ausflugs …).
- Nehmen Sie sich vor, Ihre Meinung zu äußern in Situationen oder zu Fragen, in denen Sie dies bisher vermieden haben.
- Sagen Sie Stopp oder Nein zu Dingen, die Sie bisher immer gegen Ihre innerste Überzeugung mitgemacht haben.

die Emotionen anderer Menschen intensiv zu spüren und sich damit zu belasten.
Abgrenzung bedeutet für einen hochsensiblen Menschen also zweierlei: zeitliche oder räumliche Abgrenzung und gegebenenfalls auch emotionale Abgrenzung.
Auch wenn Sie sich nicht isolieren oder die Menschen vor den Kopf stoßen möchten, so erschöpft Sie das Zusammensein mit anderen dennoch sehr rasch. Vielleicht haben Sie auch einfach andere Bedürfnisse. Statt nach der Arbeit noch mit den Kollegen essen zu gehen, möchten Sie lieber nach Hause und in Ruhe ein Buch lesen.

> »Die Fähigkeit, das Wort Nein auszusprechen, ist der erste Schritt zur Freiheit.«
>
> NICOLAS CHAMFORT

Abgrenzung, Nein sagen, sich nicht alles aufbürden, um es den anderen recht machen zu wollen, erfordert Mut. Ihre Umgebung, die Sie bislang verlässlich in Anspruch nehmen konnte als Besorger von Geburtstagsgeschenken für die Kollegen, als Hunde- oder Babysitter oder als Ratgeber zu jeder Tages- und Nachtzeit, wird über ein Nein von Ihnen mit Sicherheit zunächst verwundert sein. Machen Sie sich dennoch bewusst: Als hochsensibler Mensch benötigen Sie mehr Regenerationszeit für die neurologische Verarbeitung der vielen Reize, die Sie ständig aufnehmen. Rückzug und Ruhe, Zeit für Ihre eigenen Bedürfnisse, Abgrenzung und Nein sagen sind darum notwendige Maßnahmen, um im Einklang mit Ihrer Hochsensibilität leben zu können. Bleiben Sie bei sich, teilen Sie sich Ihre Energie ein, erlauben Sie sich das Neinsagen auch und gerade dann, wenn Sie die freie Zeit für sich selbst nutzen möchten.

Wagen Sie es, Nein zu sagen

Abgrenzung erfordert anfangs ein wenig kommunikatives Geschick.
Je näher Ihnen die Menschen stehen, desto ehrlicher können Sie über Ihre Gefühle reden: »Ich brauche Ruhe«, »Ich möchte lieber nach Hause gehen«, »Es ist mir zu laut« …
Bei Kollegen empfehlen sich ungenauere Angaben: »Ich habe noch zu tun«, »Mein Partner wartet«, »Ich habe der Nachbarin versprochen, auszuhelfen« …
Fremden gegenüber ist es keineswegs unhöflich, wenn man sich nicht näher erklärt: »Ich muss jetzt gehen«, »Ich kann diese Sache leider nicht übernehmen« oder »Wir sehen uns bald« …
Oft reicht auch passives Neinsagen, indem Sie nicht der Erste sind, der sich für eine (freiwillige) Arbeit meldet, oder im Freundeskreis nicht immer derjenige, der die Ini-

tiative für ein Abendessen oder eine Unternehmung ergreift.

NEIN SAGEN IM KLEINEN

Ändern Sie die Zeit zu Ihren Bedingungen:

- Statt eines zeitlich unbegrenzten Abends teilen Sie Ihren Freunden mit, dass Sie nach dem Essen nach Hause gehen möchten und nicht noch mit um die Häuser ziehen werden.
- Wenn Ihnen eine Wochenendreise über zwei Nächte Kopfschmerzen bereitet, erklären Sie, dass Sie nur eine Nacht mitfahren. Wenn es Ihnen nicht zu viel wird, können Sie immer noch verlängern.

Kommunizieren Sie in Ich-Botschaften: Ich möchte, ich muss, ich will, ich kann … So besteht kein Zweifel daran, dass es primär um Sie selbst geht und nicht um die Ablehnung des / der anderen.

NEIN SAGEN IM GROSSEN

Überlegen Sie, über welche Kapazitäten Sie kräftemäßig und zeitlich wirklich verfügen oder verfügen möchten. Haben Sie den Mut zur Lücke und zum Loslassen. Auch wenn es anfangs ungewohnt ist, so werden Sie merken, dass Loslassen und Nicht-alles-perfekt-machen-Müssen Ihnen Luft verschaffen und zugutekommen.

Hier ein paar Beispiele:

- Wenn Sie fünf Jahre lang die Adventsfeier im Freundeskreis ausgerichtet haben, ist Ihr Soll erfüllt.

Alternative: Ab jetzt kann jemand anderes diese Aufgabe übernehmen.

- Jedes Jahr steht Ihnen eine bestimmte Familienfeier oder der Betriebsausflug bevor. Schon Monate im Voraus wissen Sie, dass Sie Wochen benötigen werden, um sich von der Menge der Reize zu erholen.

Alternative: Lassen Sie die Familie früher hinfahren oder reisen Sie einen Tag früher ab. Überlegen Sie, welchem Teil des Betriebsausflugs Sie sich entziehen können.

- Die Eheprobleme Ihrer besten Freundin berühren Sie sehr. Ihre Ängste und Traurigkeit nehmen Sie in sich auf. Noch Tage nach diesen Gesprächen geht es Ihnen nicht gut.

Alternative: Sprechen Sie diese Tatsache an und bitten Sie Ihre Freundin, sich professionelle Hilfe zu suchen. Diese Bitte wird Ihnen sicherlich nicht leichtfallen und eventuell wird auch Ihre Freundin erst einmal irritiert reagieren. Möglicherweise ist die Reaktion aber auch eine ganz andere: Vielleicht ist Ihre Freundin sogar erleichtert, weil sie Ihnen nicht mehr alles erzählen muss.

Selbstbehandlung

BACH-BLÜTEN

Agrimony: Sie neigen dazu, gute Miene zum bösen Spiel zu machen.

Centaury: Sie sind schüchtern, gütig, sanft, helfen gern und möchten damit den anderen gefallen. Dennoch schlummert ganz tief

in Ihnen das Bedürfnis, sich generell besser abgrenzen zu können.
Chestnut Bud: Sie geraten immer wieder in die gleiche Situation und können nicht Nein sagen. Das ärgert Sie.
Pine: Schuldgefühle hindern Sie daran, anderen Grenzen zu setzen.

HOMÖOPATHISCHE MITTEL

Causticum Hahnemanni D12: Sie können sich nur schwer abgrenzen, opfern sich für andere auf und haben ein übertriebenes Pflichtgefühl.
Phosphorus D12: Sie sind sehr fürsorglich und hilfsbereit. Dabei machen Sie sich die Gefühle des Gegenübers zu eigen.
Pulsatilla D12: Alles dreht sich in Ihrem Leben um Ihren Partner, Ihre Kinder oder eine andere Bezugsperson. Sie sind nachgiebig und können schlecht allein sein. Es besteht die Gefahr der Selbstaufgabe.

PHYTOTHERAPEUTISCHE MITTEL

Die Urtinktur der **Mariendistel** *(Carduus marianus)* stärkt die Leber und damit unseren Filter für alles, was wir aufnehmen. Geeignet ist zum Beispiel die Urtinktur von Ceres®. Nehmen Sie jeweils morgens und abends 5 Tropfen.
Hopfen *(Humulus lupulus)* unterstützt Sie darin, sich die Dinge nicht zu sehr zu Herzen zu nehmen. Geben Sie 1 bis 2 Handvoll Hopfenzapfen (Apotheke) in das heiße Badewasser und baden Sie 15 Minuten darin.
Schafgarbe *(Achillea millefolium)* fördert den Gallefluss und bewirkt dadurch, dass sich der Ärger nicht aufstaut.

Mangelnde Selbstliebe

Sich selbst annehmen zu können, ist die Königsdisziplin im Leben. Doch sich selbst mit allen Anteilen, den schönen und schlechten, den Schwächen und Stärken, den positiven und negativen Charaktereigenschaften zu

INFO

POMANDER ROT

Pomander von Aura-Soma® sind Essenzen auf Wasser-Alkohol-Basis, die über die Haut auf die inneren Organe wirken. Pomander Rot hilft auf der energetischen Ebene, sich abzugrenzen und zu erden.
Verreiben Sie 3 Tropfen der Essenz zwischen den Händen. Fahren Sie dann mit beiden Händen entlang Ihres Körpers vom Kopf bis zu den Füßen durch Ihre Aura.

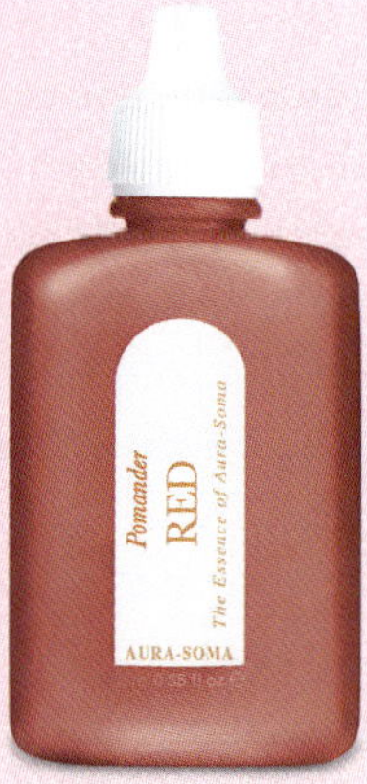

akzeptieren und zu lieben, ist nicht leicht. Gerade Sie als hochsensibler Mensch haben sich möglicherweise jahrzehntelang für Ihre Gabe der Feinfühligkeit und Sensibilität selbst abgelehnt oder diese Ablehnung eingeredet bekommen. Vielleicht haben Sie sich geschämt, sich nicht gesellschaftskonform oder sich in jeder Hinsicht falsch gefühlt.

> »Ich möchte lieber ganz sein als gut.«
>
> C. G. JUNG

Der Psychiater und Psychotherapeut Carl Gustav Jung beschrieb als einer der Ersten den Bereich in unserer Seele, in dem wir alles ablagern, was unser Bewusstsein als störend oder schlecht empfindet. Dazu gehören Erlebnisse, die wir verdrängen, Charaktereigenschaften, die wir an uns nicht mögen, und auch seelischer Schmerz. Er nannte diesen Bereich den »Schatten«.
Größer noch als bei einem normalsensiblen Menschen ist für einen Hochsensiblen die Aufgabe, auch die dunklen und verdrängten Seiten der Persönlichkeit zu akzeptieren. Wünschenswert, wenn auch nicht einfach wäre es, diese Anteile verzeihend, liebevoll und ohne Wertung anschauen zu können. Jung nannte diesen Prozess »Versöhnung mit unserem Schatten«. Die Selbstannahme hat nichts zu tun mit Egozentrik, Narzissmus oder mit einer anderen Form der übersteigerten Selbstverliebtheit. Sie gehört zum heilsamen Prozess der Selbstannahme unverzichtbar dazu.

Selbstbehandlung

BACH-BLÜTEN

Crab Apple: Sie können sich selbst nicht annehmen. Sie empfinden sich als unrein und abstoßend. Vor allem, wenn Sie (körperlich) krank sind, lehnen Sie sich selbst ab, ja ekeln sich geradezu vor sich selbst.
Mimulus: Sie sind schüchtern, nervös, fürchten Auseinandersetzungen. Sie fühlen sich Situationen ausgeliefert und erdulden, was man Ihnen antut, ohne Widerspruch.

PHYTOTHERAPEUTISCHE MITTEL

Die Blüten des **Holunders** *(Sambucus nigra)* unterstützen Sie in Übergangsphasen und in Ihrem persönlichen Reifungsprozess.
Meisterwurz *(Imperatoria ostruthium)* stärkt das Sich-selbst-Annehmen und -Erkennen.
Salbei *(Salvia officinalis)* erleichtert die Akzeptanz einer neuen Lebenssituation. Seine Wirkung ist nach innen gerichtet; er hilft beim Erkennen und bei der Besinnung auf die inneren Werte.
Beifuß *(Artemisia vulgaris)* fördert die innere Stärke und unterstützt die Sensibilität für die eigene Intuition.

TIPP

POSITIVE AFFIRMATIONEN

Affirmationen sind Gedanken, die durch lautes Aussprechen im Unterbewusstsein abgespeichert werden. Sprechen Sie täglich mehrfach Ihre Affirmationen laut aus, so lange (Wochen, Monate) bis Sie sich diese zu eigen gemacht haben.

- Alle Anteile gehören zu mir, auch die ungeliebten.
- Ich bin mir selbst mein bester Freund.
- Ich nehme mich an, so wie ich bin.
- Ich bin zu jeder Zeit richtig, so wie ich bin.
- Ich bin okay.
- Ich tauge zu etwas (definieren Sie Ihr persönliches Etwas, Ihren Erfolg und so weiter).
- Ich bin erfolgreich in dem, was ich tue.

Mangelndes Selbstwertgefühl

Bevor Sie erfahren haben, dass Sie hochsensibel sind, dachten Sie möglicherweise, Sie wären verrückt, unfähig oder unnormal. Mit Sicherheit war Ihnen schon lange bewusst, anders zu sein. Es wäre verwunderlich, wenn dieses Gefühl nicht an Ihrem Selbstwertgefühl genagt hätte; eventuell ist Ihr Selbstwertgefühl sogar fundamental erschüttert worden durch Kommentare oder Bemerkungen innerhalb der Familie oder seitens Respektpersonen wie Lehrer oder Vorgesetzte. Heute wissen Sie, dass Sie hochsensibel sind, und daran ist nichts falsch. Im Gegenteil: Sie verfügen über eine besondere Gabe. Je mehr Raum Sie Ihrer Hochsensibilität im Leben einräumen und je mehr Sie im Einklang mit Ihren Bedürfnissen leben können, desto mehr werden Sie lernen, sich selbst wertzuschätzen.

Selbstbehandlung

ÄTHERISCHE ÖLE

Mischen Sie 3 Tropfen **Bergamotteöl** mit je 1 Tropfen **Jasmin**- und **Vetiveröl** und reiben Sie von dieser Mischung morgens ein wenig auf Ihr Handgelenk.
Je nach persönlicher Vorliebe können Sie auch Bergamotteöl mischen mit 2 Tropfen Zedernholzöl und 1 Tropfen Weihrauch.
Eisenkraut stärkt Ihr Selbstwertgefühl, wirkt reinigend und antidepressiv. Mischen Sie 2 Tropfen Eisenkrautöl in 10 Milliliter Mandelöl und massieren Sie damit die Herzgegend und Ihre Schläfen.

BACH-BLÜTEN

Cerato: Sie trauen Ihrer Intuition nicht und geben zu viel auf die Meinungen anderer.

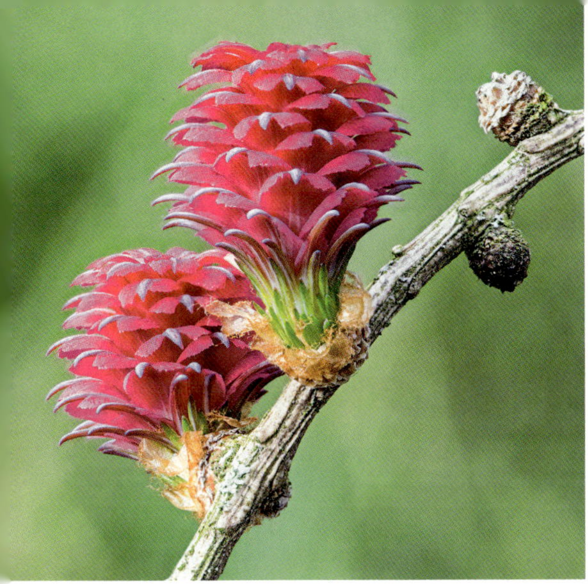

Die Bach-Blüte Larch unterstützt Sie, ein gesundes Selbstwertgefühl zu entwickeln.

Elm: Eine Aufgabe hat Sie kürzlich so überfordert, dass Ihnen Ihr Selbstwertgefühl abhanden gekommen ist.
Larch: Diese Blüte ist die wichtigste bei Mangel an Selbstwertgefühl. Sie glauben nicht daran, dass Ihnen etwas gelingt, Sie haben bereits resigniert und sind mutlos.

HOMÖOPATHISCHE MITTEL

Aurum metallicum D12: Sie machen sich Selbstvorwürfe, fühlen sich schuldig, eine Aufgabe nicht geschafft zu haben. Sie sind abwechselnd wütend und mutlos. Bewegung stärkt Ihr Selbstwertgefühl.
Silicea D12: Sie sind schüchtern, zerbrechlich und aufgrund Ihres mangelnden Selbstwertgefühls und Durchsetzungsvermögens leicht beeinflussbar.

ZUSÄTZLICH HILFT

Seien Sie gnädiger mit sich selbst. Woanders wird auch nur mit Wasser gekocht. Sie sind ein liebenswerter und wertvoller Mensch. Punkt. Wachen Sie mit dem folgenden Satz morgens auf und sagen Sie ihn sich abends vor dem Einschlafen laut vor (oder flüstern Sie ihn sich zu): »**Ich bin liebenswert und wertvoll.**« Über welchen Zeitraum aufsagen? Für den Rest Ihres Lebens!

Mangelndes Vertrauen

Vertrauen zu können ist die wichtigste Basis für Beziehungen, sowohl im privaten als auch im beruflichen Umfeld.
Es gibt das Vertrauen in uns selbst und das in andere. Wenn wir uns selbst vertrauen, haben wir keine Angst, nehmen das Leben, wie es kommt, und sind gelassen. Wenn wir anderen vertrauen, gehen wir davon aus, dass sie es gut mit uns meinen und dass wir uns entspannen können. Ein neugeborenes Kind kann nicht überleben ohne das Urvertrauen, dass es von der Mutter genährt und geschützt wird. Im Lauf der kindlichen Entwicklung können jedoch enttäuschende Erfahrungen das Vertrauen bis ins Erwachsenenalter hinein schwer erschüttern.
Vertrauen zerstörende Erfahrungen sind:

- mangelnde Hilfe oder Unterstützung
- nicht eingehaltene Versprechen oder Zusagen
- widersprüchliche Ansagen

- häusliche Gewalt
- permanente Kritik
- herabsetzende Bemerkungen über die eigene Leistung oder den Charakter
- Trennung oder Tod der Eltern
- ein langer Krankenhausaufenthalt oder ein anderes einschneidendes Ereignis während der Kindheit

---

»1 Teil Misstrauen auf 7 Teile Vertrauen. Die Winzigkeit an Misstrauen ist notwendig, damit ich bei Enttäuschungen nicht aus allen Wolken falle.«

WILHELM SCHMID

Trotz aller Enttäuschungen und trotz des Misstrauens ist es wichtig, Menschen mit einem gewissen Vertrauensvorschuss zu begegnen. Das Risiko, enttäuscht zu werden, bleibt, aber wenn Sie vertrauen, können Sie auch Vertrauen erwarten. Das ist die Basis zwischenmenschlicher Beziehungen und für Ihr eigenes Seelenheil und für Ihre Gesundheit wichtig.

Selbstbehandlung

BACH-BLÜTEN

Cerato: Sie zweifeln an Ihrer Urteilsfähigkeit und Ihrer Intuition.
Larch: Sie sind überzeugt, dass Ihnen nichts gelingt. Sie haben kein Vertrauen in sich selbst und auch nicht in das Urteil anderer. Im Gegenteil: Lob macht Sie misstrauisch.

HOMÖOPATHISCHE MITTEL

Argentum nitricum D12: Sie fühlen sich schwach und haben irrationale Ängste. Dieses Mittel stärkt Ihr persönliches Wachstum und lässt Sie auch wieder Ihren eigenen Fähigkeiten mit mehr Zuversicht begegnen.
Beryllium nitricum C12: Sie haben Angst, soziale Beziehungen einzugehen aus Mangel an Vertrauen.
Gelsemium D12: Sie leiden unter einer Angst, die Sie schwächt. Die Schwäche erzeugt mehr Angst, Sie sind in einem Teufelskreis gefangen und vertrauen auch sich selbst nicht mehr.
Silicea D6: Sie sind sehr verkopft, durch Verletzungen in der Vergangenheit sind Ihre Gefühle und das, was Ihre besondere Individualität ausmacht, unterdrückt. Sie haben große Angst vor Misserfolg.

PHYTOTHERAPEUTISCHE MITTEL

Bärlauch *(Allium ursinum)* kann helfen, alte Muster zu durchbrechen und Verhärtungen aufzulösen.

Ackerschachtelhalm *(Equisetum arvense)* fördert das Vertrauen in sich selbst und in das Leben.

Nicht loslassen können

Wir alle halten an Dingen fest, die uns nicht guttun: Einstellungen, Ansichten, überfüllte Schränke, schlechte Angewohnheiten, die Vergangenheit … Für Sie als Hochsensiblen hat Loslassen womöglich gerade jetzt eine ganz besondere Bedeutung. Dies kann zur Gänze oder in Teilen Ihr bisheriges Leben betreffen: Vergangenes, Gegenwärtiges, Menschen, den Job, Ihre Überzeugungen. Loslassen ist nicht gleichbedeutend mit Aufgeben oder Schwachsein, sondern es erfordert Einsicht und Stärke in der Umsetzung. Das ist nicht einfach.

Selbstbehandlung

BACH-BLÜTEN

Red Chestnut: Sie machen sich Sorgen um andere. Sie sehen Gefahren und Probleme schon im Vorfeld und wollen eingreifen und helfen. Diese Einstellung belastet Ihr Leben und auch das der anderen. Red Chestnut hilft loszulassen, beispielsweise Kinder auf ihrem Weg in das Erwachsenensein.
Rock Water: Sie sind streng, sehr diszipliniert, leben asketisch und streben nach Perfektion. Dafür unterdrücken Sie Ihre Bedürfnisse und Teile Ihrer Persönlichkeit.

> »Wenn sich eine Tür vor uns schließt, öffnet sich eine andere. Die Tragik ist jedoch, dass man auf die geschlossene Tür blickt und die geöffnete nicht beachtet.«
>
> ANDRÉ GIDE

HOMÖOPATHISCHE MITTEL

Sepia D12: Sie wollen alles perfekt machen. Liebe ist für Sie Pflicht. Sie haben schon so lange Ihre tiefsten Gefühle verleugnet, dass Sie nun mutlos sind.
Sulfur D12: Sie verleugnen, dass Sie in Ihrer Kindheit stark verletzt worden sind, und lassen Ihre Gefühle nicht zu. Sie versuchen, die Gefühle intellektuell oder durch Ablenkung zu verschleiern.

Schüchternheit

Schüchternheit kommt bei Hochsensiblen relativ häufig vor. Eine Präsentation, eine Einladung zu einem Gesellschaftsereignis oder auch ein Betriebsausflug, bei dem er-

TIPP

YOGA-ÜBUNG SHAVASANA

Diese Yoga-Übung zur Tiefenentspannung verkörpert das ganzheitliche Loslassen. Sie entspannt Körper und Geist, Vergangenes kann verarbeitet und integriert werden.

So geht's: Legen Sie sich auf den Rücken, die Arme liegen im 45°-Winkel ausgestreckt neben Ihrem Körper. Die Beine liegen hüftbreit auseinander, die Füße zeigen nach außen. Entspannen Sie bei geschlossenen Augen zunächst Gesicht, Kiefer, Zunge und Hals (Kehle). Entspannen Sie dann in Gedanken jeden Körperteil. Sagen Sie innerlich: »Ich entspanne jetzt meine linke Hand.« »Ich entspanne jetzt meine rechte Hand.« »Ich entspanne jetzt meinen linken Unterarm.« »Ich entspanne jetzt meinen rechten Unterarm.« ... Nehmen Sie sich für diese Übung mindestens 15 bis 30 Minuten Zeit. Bleiben Sie wach, aber in Gedanken ruhig. Lassen Sie alles los, was Sie belastet.

wartet wird, dass Sie aus sich herausgehen, kann Sie verunsichern. Sie spüren die Blicke der anderen auf sich stärker und können diese Intensität vielleicht nicht ertragen. Schüchternheit hat auch mit der Angst vor Zurückweisung zu tun.

Selbstbehandlung

BACH-BLÜTEN

Mimulus: Sie sind schüchtern und haben Angst davor, angesprochen zu werden. Sie hassen es, Vorträge zu halten oder überhaupt in der Öffentlichkeit zu stehen. Sie vertrauen Ihren eigenen Fähigkeiten nicht.

HOMÖOPATHISCHE MITTEL

Barium carbonicum D6: Sie sind schüchtern, erröten leicht, werden schnell verlegen und schämen sich oft ohne Grund. Fremden gegenüber wirken Sie abweisend.

PHYTOTHERAPEUTISCHE MITTEL

Meisterwurz *(Imperatoria ostruthium)* hilft Ihnen, sich aus den Zwängen zu befreien, und unterstützt Sie darin, den eigenen Weg zu gehen.

Selbstvorwürfe

Gründe für Selbstvorwürfe gibt es täglich und zahlreich. Damit ist aber niemandem, vor allem nicht Ihnen selbst geholfen. Analysieren Sie die Situation, warum Sie wie gehandelt haben. Schließen Sie Ihre Gefühle in die Analyse mit ein: Ihre Verletztheit, Ihre Aggression, Ihre Wut, Ihre Traurigkeit, Ihre Enttäuschung – über sich selbst. Stehen Sie

zu diesen Gefühlen, sie haben ihre Berechtigung und sie gehören zu Ihnen. Betrachten Sie die Gefühle auch von außen und belassen Sie diese in der Situation.
Beispiel: Heute Mittag waren Sie ärgerlich auf eine Kollegin, weil sie eine halbe Stunde zu spät zu Ihrer Verabredung in der Mittagspause gekommen ist und Ihnen damit wertvolle Zeit, die Sie mit Warten verbracht haben, gestohlen hat. Ihr Ärger war vor drei Stunden berechtigt. Punkt. Jetzt um 16 Uhr nicht mehr, jetzt benötigen Sie den Platz in Ihrem Herzen und Geist für angenehmere Gefühle. Es ist nicht leicht, aber versuchen Sie Frieden mit der Vergangenheit zu schließen, egal wie nah oder weit entfernt die Vergangenheit für Sie ist. Sie können sie nicht mehr ändern. Nehmen Sie die Gefühle von damals an und begrüßen Sie diese bestenfalls als Lehre für zukünftige Situationen.

Meisterwurz ist angesagt, wenn Sie nicht aus sich herausgehen können.

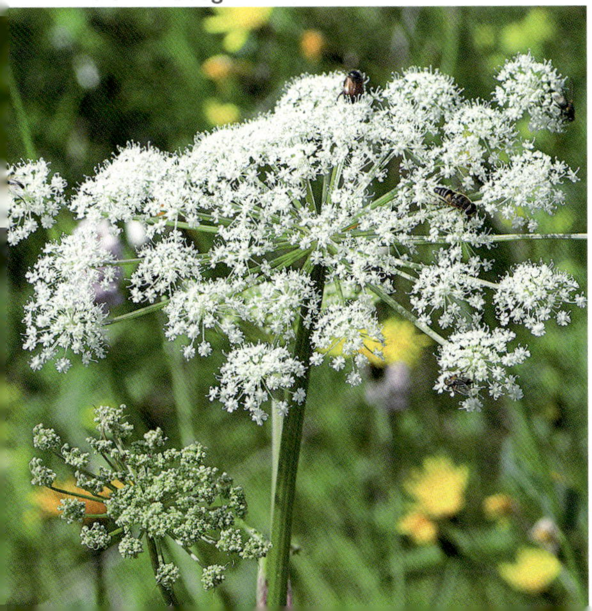

> »Das Unperfekte in uns ist das Wunderbare.«
>
> GALSAN TSCHINAG

Um bei dem Beispiel zu bleiben: Teilen Sie Ihrer Kollegin beim nächsten Mal mit, dass Ihnen Ihre Mittagspause sehr wichtig ist und dass Sie nicht noch einmal eine halbe Stunde auf sie warten werden (können). Auf diese Weise geraten Sie gar nicht erst in die Situation, sich hinterher Selbstvorwürfe machen zu müssen, weil Sie sich nicht klar genug ausgedrückt haben, zu geduldig waren, sich zu viel oder das Falsche erhofft hatten oder ähnliche Gedanken.

Selbstbehandlung

HOMÖOPATHISCHE MITTEL

Natrium chloratum D12: Sie können nicht aufhören, über alten Kummer oder Fehler in der Vergangenheit zu grübeln.
Pulsatilla D12: Sie sind der Überzeugung, die ganze Verantwortung für Fehler allein tragen zu müssen. Dieses Mittel unterstützt einen realistischeren Blick.

Sich schämen

Scham gehört zu den intimsten und unangenehmsten Gefühlen. Wer sich schämt, möchte im Boden versinken. Leider ist oft das Gegenteil der Fall: Wir bekommen einen roten Kopf, Herzrasen oder werden nervös, sodass unser Innerstes sich auch noch im Außen zeigt. Schlimmer geht es nicht. Dennoch ist Scham ein zutiefst menschliches Gefühl, das etwa ab dem zweiten Lebensjahr auftritt. Scham schützt unsere Intimität und sichert soziologisch die Einhaltung der gesellschaftlichen Regeln. Durch Schämen signalisiere ich: Ihr braucht mich nicht weiter zu bestrafen, denn mir geht es mit der Regelverletzung nicht gut. Scham sichert so das Überleben in der Gruppe. Scham ist also sinnvoll. Sie kann aber auch krank machen, vor allem, wenn sie mit einem Schuldgefühl verbunden ist. Der Betroffene fühlt sich wertlos, minderwertig und falsch. Isolation und Depression können die Folgen sein.

Selbstbehandlung

Leiden Sie unter starken Schamgefühlen aufgrund Ihrer Hochsensibilität oder damit zusammenhängender Ereignisse in der Vergangenheit, dann ist eine Therapie sinnvoll. Begleitend helfen folgende Maßnahmen.

BACH-BLÜTEN

Pine: Sie nehmen die Verantwortung auf sich für Situationen oder Umstände, die gar nichts mit Ihnen zu tun haben. Das schließt auch Fremdschämen mit ein. Sie neigen dazu, sich Selbstvorwürfe zu machen, mutlos und selbstkritisch zu sein. Ständig wollen Sie sich optimieren, das macht Sie auf Dauer müde und depressiv.

Sweet Chestnut: Sie befinden sich in einer Extremsituation, haben sich verrannt oder stehen mit dem Rücken zur Wand. Die Situation erscheint ausweglos. Sie schämen sich.

HOMÖOPATHISCHE MITTEL

Calcerea carbonica D12: Sie sind schamhaft und schüchtern in der Öffentlichkeit. Sie scheuen den Blickkontakt und lassen sich auch nicht gern berühren.

MEIN PERSÖNLICHER TIPP

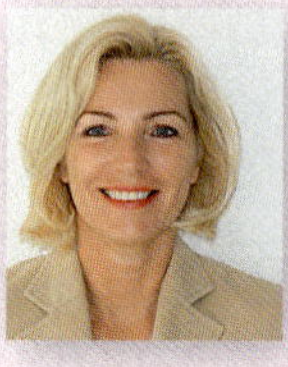

AKZEPTIEREN SIE IHR SCHAMGEFÜHL!
Das ist das Wichtigste, denn für welches Ungeschick oder welchen Fehler auch immer Sie sich schämen, Fehler passieren jedem. Das Geschehene verändert nicht Ihren Wert als Mensch. Führen Sie sich all das vor Augen, was Sie in Ihrem Leben gut gemacht haben und worauf Sie stolz sein können. Das relativiert die Sicht auf Ihr Verhalten.

Tuberculinum D12: Das Thema Scham spielt in Ihrem Leben eine sehr große Rolle, Sie träumen sogar davon. Sie finden Ihren Körper hässlich.

Traumata nicht verarbeiten können

Ereignisse in der Vergangenheit können so schweres emotionales Leid erzeugt haben, dass sie die Toleranzschwelle Ihrer Psyche gesprengt haben. Dennoch war Ihr Überlebenswille größer als der, sich das Leben zu nehmen oder eine psychische Störung (eine Psychose) zu erleiden. Sie haben sich entschieden, den Schmerz zu überleben. Ist Ihnen bewusst, wie stark Sie sind?
Dennoch hat der Schmerz seine Spuren hinterlassen, und Ihre Seele ist immer noch verletzt. Der Heilungsprozess besteht darin, rational und emotional zu verstehen, was mit Ihnen passiert ist, und zu innerem Frieden zu gelangen. Das ist ein intensiver Befreiungsprozess, der viel Zeit und Unterstützung von außen braucht. Auf Seite 139 finden Sie hilfreiche Adressen hierzu.

Selbstbehandlung

BACH-BLÜTEN

Star of Bethlehem: Sie haben einen Schock, großen seelischen Kummer oder Not erlitten. Diese Blüte hilft, auch wenn das Ereignis schon lange zurückliegt.

HOMÖOPATHISCHE MITTEL

Aconitum C8: Sie haben einen physischen oder seelischen Schock erlitten mit lebensbedrohlicher Angst. Typisch ist das plötzliche Auftreten Ihrer Beschwerden.
Opium D12: Sie leiden unter den Folgen eines Schocks, haben große Angst und sind sehr schreckhaft.
Staphisagria D12: Sie fühlen sich gedemütigt und gekränkt. Das kann auch auf körperlicher Ebene passiert sein. Das Ereignis ist mitunter viele Jahre her.

PHYTOTHERAPEUTISCHE MITTEL

Die Wurzel der **Karde** *(Dipsacus fullonum)* stärkt die Widerstandskraft gegen Bedro-

Star of Bethlehem ist die Bach-Blüte der Wahl bei großer seelischer Not.

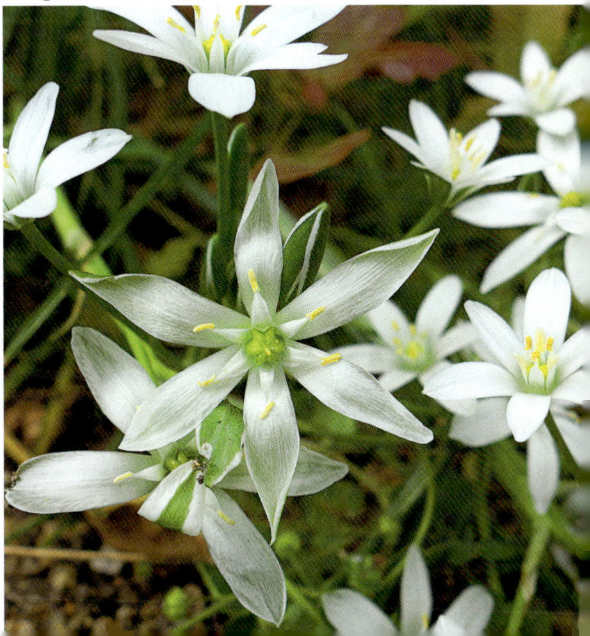

hungen von außen. Sie gibt Ihnen Kraft, über die eigene Haltung nachzudenken.
Ringelblume *(Calendula officinalis)* unterstützt Sie darin, seelische Verletzungen verarbeiten zu können. Gedanken und Gefühle können wieder fließen.
Ruprechtskraut *(Geranium robertianum)* hilft Ihnen bei der Verarbeitung von Erlebnissen, die psychisch schwer oder eigentlich gar nicht verarbeitet werden können.

Übermäßiges Mitgefühl

»Die Grundlage des Weltfriedens ist das Mitgefühl.« Davon ist der Dalai Lama überzeugt. Auch andere spirituelle Meister leben und lehren Mitgefühl. Gerade hochsensible Menschen können sich sehr gut in die Gefühle anderer Menschen hineinversetzen und nehmen auch in hohem Maß deren Emotionen in sich auf. Armut, Krankheit und das Leid anderer können Sie möglicherweise so stark nachempfinden, als wäre es Ihr eigenes. Das ist ehrenhaft. Vielleicht belastet es Sie aber auch. In dem Fall kann eines der folgenden Mittel Sie unterstützen.

Selbstbehandlung

BACH-BLÜTEN

Red Chestnut: Sie machen sich übermäßig Sorgen um andere.
Vervain: Sie setzen sich bis zur absoluten Erschöpfung für eine gute Sache ein und unterstützen andere, wo Sie nur können. Sie sind missionarisch und meinen es nur gut, das kann zur Besessenheit werden.

HOMÖOPATHISCHE MITTEL

Causticum Hahnemanni D12: Das Leid anderer machen Sie sich zu eigen und sind dann selbst niedergeschlagen und deprimiert. Sie fühlen sich wie gelähmt. Duschen oder ein Bad tut Ihnen gut.
Phosphorus D12: Sie sind feinfühlig, emotional durchlässig. Sie identifizieren sich mit den Gefühlen anderer Menschen und können sich nicht abgrenzen in Ihrem Wunsch, diesen Gutes zu tun. Das Harmoniebedürfnis ist sehr groß.

Überreizung (kurzfristig)

Als Hochsensibler nehmen Sie nicht nur eine überaus große Menge an Informationen und Reizen auf, sondern sind auch sensibel für die Feinheiten. Ihr Nervensystem muss alle diese Eindrücke permanent verarbeiten, also dauerhaft Höchstleistung erbringen. Es ist kein Wunder, dass Reizüberflutung verwirrend sein kann. Möglicherweise haben Sie schon festgestellt, dass Sie in einer unruhigen Umgebung nervös oder fahrig werden und es Ihnen nicht gut geht. Vielleicht wissen Sie oft gar nicht, warum. Die Gefahr besteht darin, dass Hochsensible durch Überreizung den Kontakt zu sich selbst verlieren können.

Soforthilfe

- Gehen Sie aus der reizüberfluteten Situation heraus. Immer! Es sollte möglich sein, auch während einer beruflichen Besprechung den Raum zu verlassen und die Toilette aufzusuchen, um zur Ruhe zu kommen. Alternativ gehen Sie an die frische Luft, auf die Straße, in den Garten, vor die Tür oder setzen sich in Ihr Auto.
- Atmen Sie 5- bis 10-mal bei geschlossenen Augen tief durch die Nase ein und durch den Mund aus.
- Machen Sie sich eine persönliche Strategie zu eigen ▸ siehe auch Tipp Seite 130, die Ihnen Luft verschafft, und wenden Sie diese stets an. Damit geht es Ihnen besser.

Selbstbehandlung

BACH-BLÜTEN

Hornbeam: Sie fühlen sich fremdbestimmt und wissen nicht, wie Sie den Tag überstehen sollen. Jeder noch so kleine Handgriff oder auch ein Telefonat ist Ihnen zu viel. Es kommt Ihnen vor, als hätte Ihnen jemand vorübergehend den Stecker herausgezogen.
Sweet Chestnut: Die Grenze Ihrer Belastbarkeit ist erreicht. Alles um Sie herum ist Ihnen zu viel. Die Situation erscheint Ihnen unerträglich, Sie sehen keinen Ausweg.

HOMÖOPATHISCHE MITTEL

Kalium phosphoricum D6: Sie sind überanstrengt. Eventuell ist Ihnen schwindelig, Sie haben Kopfschmerzen und ein Summen im Ohr. Ruhe hilft Ihnen, sie ist essenziell.
Nux vomica D12: Sie sind überreizt und dadurch völlig erschöpft. Sie können sich kaum konzentrieren und fühlen sich leer.
Passiflora incarnata D12: Sie sind unruhig und leiden schon lange unter Schlafstörungen aufgrund großer Belastungen. Heftige Kopfschmerzen mit dem Gefühl, Ihre Schädeldecke wird weggesprengt, gehen damit einher.

PHYTOTHERAPEUTISCHE MITTEL

Eisenkraut *(Verbena officinalis)* ist nervenstärkend, hilft gegen Reizüberflutung und Nervosität.
Hafer *(Avena sativa)* spendet Kraft und kann die seelisch-geistige Belastbarkeit erhöhen und stabilisieren.
Trinken Sie den Saft von **Holunderbeeren** *(Sambucus nigra)*, er senkt das Stresshormon Cortisol.
Bereiten Sie einen Nerven-Tee mit **Passionsblume** *(Passiflora incarnata)*: Übergießen Sie dafür 1 Teelöffel Passionsblumenkraut mit 150 Milliliter kochendem Wasser, lassen Sie den Tee 10 Minuten ziehen und seihen ihn ab. Trinken Sie 2 bis 3 Tassen täglich.

AKUPRESSUR

- Drücken Sie in überreizten Situationen leicht mit dem Daumen der einen Hand nacheinander alle vier Fingerkuppen der anderen Hand und umgekehrt.

TIPP

SCHNELLE HILFEN IN ÜBERREIZTEN SITUATIONEN

- Schließen Sie die Augen und bringen Sie den Fokus nach innen: Stellen Sie sich vor, Sie befinden sich auf einer einsamen Insel oder liegen auf einer grünen Wiese.
- Wenn Sie die Augen nicht schließen können, weil Sie sich zum Beispiel in einem Meeting befinden, dann fokussieren Sie bestenfalls für mehrere Minuten, ansonsten immer wieder für mehrere Sekunden einen bestimmten Punkt im Raum, der eine beruhigende Farbe (dunkelblau, grün, violett) und eine gleichmäßige Struktur besitzt.
- Essen Sie ein, zwei Stücke dunkle Schokolade. Das im Kakao enthaltene Magnesium beruhigt.

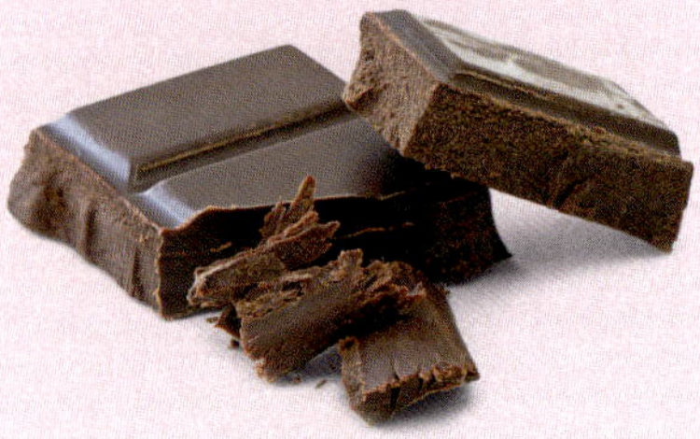

- Massieren Sie 2 Minuten lang den Punkt zwei Fingerbreit hinter dem linken Ohr, oberhalb des Haaransatzes.

BLITZMEDITATION

Ziehen Sie sich aus überreizten Situationen zurück und meditieren Sie. Meditation ist der schnellste Weg, das Gehirn zu entspannen. Sehr effektiv ist das Erlernen der Blitzmeditation.

So geht's: Stellen Sie eine Stoppuhr auf 60 Sekunden ein. Schließen Sie die Augen und wandern Sie mit Ihrer Aufmerksamkeit vom Kopf bis zu Ihren Füßen und wieder zurück zum Kopf. Sobald ein Gedanke auftaucht, sagen Sie »denken, denken, denken«, sobald ein Gefühl auftaucht, »fühlen, fühlen, fühlen«. Konzentrieren Sie sich die ganze Zeit auf Ihre Atmung. Wenn die Stoppuhr klingelt, atmen Sie noch einmal tief ein und aus. Wenden Sie die Blitzmeditation in jeder überreizten Situation an.

Achtung: Beenden Sie diese Übung unbedingt nach 60 Sekunden. Nur dann kann das Gehirn die Information »Sofortige Entspannung ist wirklich möglich« speichern.

QIGONG-SCHÜTTELÜBUNG

Diese Übung baut körperliche und geistige Spannung ab, sie wirkt ausgleichend und heilend. Stellen Sie sich mit leicht gebeugten Knien gerade hin, die Füße stehen hüftbreit auseinander. Atmen Sie bei geschlossenen Augen zirka 1 Minute lang durch die Nase. Schütteln Sie dann den ganzen Körper, von den Beinen beginnend. Überlassen Sie sich Ihrem Körpergefühl, schütteln Sie intuitiv, ohne Kontrolle, ohne Nachdenken. Schütteln Sie so zart oder fest jeden Körperteil und jeden Muskel, wie es sich für Sie gut anfühlt. Nach 5 bis 10 Minuten verlangsamen Sie die Bewegungen und lassen das Schütteln ausklingen. Verbleiben Sie anschließend noch ein paar Minuten in Ruhe.

ZUSÄTZLICH HILFT

Die Farbe Blau beruhigt, befreit den Kopf und wirkt meditativ. Betrachten Sie in überreizten Situationen ein Foto des blauen Himmels oder eine Postkarte mit einem blauen Motiv für mindestens 30 Sekunden. Tragen Sie vermehrt blaue Kleidung (Hemd, Bluse, Schal oder Krawatte).

Überreizung (langfristig)

Akzeptieren Sie, dass manche Situationen Sie überreizen. Bewerten Sie diesen Umstand nicht, denn Überreizung ist für einen hochsensiblen Menschen normal und keine Schwäche. Halten Sie in den nächsten Wochen jede Situation schriftlich fest, die für Sie eine Überreizung darstellt. Dabei ist es egal, wie die anderen die Situation einschätzen. Es geht allein um Ihre Empfindung. Machen Sie sich auch Gedanken über Ihre Bedürfnisse. Was tut Ihnen nicht gut, was wünschen Sie sich stattdessen. Vielleicht fällt Ihnen sofort etwas ein, das Ihnen wichtig ist, oder auch umgekehrt: etwas, das für Sie auf keinen Fall tolerabel ist. Diese Selbstbeobachtung bringt Ihnen Klarheit. Sie werden wissen, warum Sie in welcher Situation wie reagieren und was Sie brauchen, damit Sie die Situation Ihrer Sensibilität entsprechend anpassen können. Vielleicht bitten Sie einen Kollegen, dass er grundsätzlich leiser telefoniert, oder teilen Ihrem Partner mit, dass der wöchentliche Bowlingabend mit den Freunden für Sie eine Tortur ist. Überdenken Sie auch die Ansprüche an sich selbst. Vielleicht muss nicht in allen Bereichen alles ständig perfekt sein. Da Sie erst vor kurzem erkannt haben, dass Sie hochsensibel sind, haben Sie sich möglicherweise Verhaltensweisen antrainiert, die Ihnen nicht guttun. So gestehen Sie sich möglicherweise nicht die für Sie als Hochsensiblen dringend notwendigen Ruhezeiten zu. Vielleicht bekämpfen Sie den inneren Drang nach Stille seit Jahren mit großer Disziplin und wundern sich, dass Sie deprimiert sind oder an Ihrem Lebensstil zweifeln. Es ist nicht einfach, die Reißleine zu ziehen und sich gegen äußere Zwänge zu behaupten. Sie werden aber merken, dass es Ihnen zunehmend besser gehen wird und dass Sie sich immer seltener einer Situation ausgeliefert fühlen werden. Lassen Sie sich nicht verunsichern: Hochsensibilität ist keine Ausrede für Bequemlichkeit, es ist eine Charaktereigenschaft, die nur unter bestimmten Bedingungen ihre positiven Aspekte entwickeln kann. Dazu gehören: hohe Aufmerksamkeit, das Aufspüren von Stimmungen, eine reiche innere Erlebniswelt, tiefes Denken und Füh-

TIPP

PRIORITÄTEN SETZEN

Die Erledigung der wirklich wichtigen 20 Prozent der Dinge im Alltag führt nachweislich zu 80 Prozent der maximal möglichen Zufriedenheit. Es ist also ratsam, sich nicht zu verzetteln, sondern sich auf das Wichtige und Wesentliche zu konzentrieren.

len, Intuition, Kreativität, vielfältige Begabungen, tiefes Bewusstsein für Mensch und Natur und vieles andere mehr. Diese Bedingungen sind Ihre!

Selbstbehandlung

BACH-BLÜTEN

Aspen: Im Vordergrund stehen Ängste gegen Unbestimmtes und Unerklärliches. Das ist ein anstrengender Grundzustand, der Sie ständig auf der Hut sein lässt. Ein gehetzter Blick und überanstrengte Augen sind typisch. Aspen fördert einen furchtlosen, ruhigen und zuversichtlichen Grundzustand.
Centaury: Sie können nicht Nein sagen, überschätzen Ihre Kraft und leisten für andere mehr, als Sie sollten. Das erschöpft Sie, Sie sind müde und blass. Centaury stärkt Ihr Selbstwertgefühl und gibt Ihnen die Kraft, Nein zu sagen.
Cherry Plum: Sie zeigen Ihre Emotionen nicht spontan und ehrlich. Sie sind innerlich extrem angespannt, fühlen sich aufgewühlt, durcheinander, unausgeglichen. Sie zittern vor Erregung und bekommen gefühlsbedingte Schweißausbrüche. Das Mittel unterstützt Sie darin, mit Ihren Gefühlen umzugehen. Sie werden ruhig in schwierigen Situationen.
White Chestnut: Sie können nie abschalten, die Gedanken kreisen auch nachts. Schuldgefühle und innere Unruhe lassen Sie depressiv verstimmt sein. Die Blüte bringt Ruhe und Klarheit im Denken zurück.

HOMÖOPATHISCHE MITTEL

Argentum nitricum D12: Sie sind chronisch überreizt. Sie leiden unter nervösen Herzbeschwerden.
Arnica D6: Sie fühlen sich überfordert, möglicherweise sind Sie auch überarbeitet.
Coffea D6: Sie sind stark überreizt.
Veratrum album D6: Sie sind sehr beschäftigt, dabei gereizt, unruhig und ängstlich. Trinken Sie zusätzlich zur Einnahme der Globuli ein Glas kaltes Wasser.

PHYTOTHERAPEUTISCHE MITTEL

Melisse *(Melissa officinalis)* wirkt besänftigend und beruhigend.
Die gepressten Blätter des **Olivenbaums** *(Olea europaea)* laden die Kraftreserven wieder auf. Das ist vor allem in Zeiten der Überreizung und Überforderung wichtig.

INFO

ENTSPANNUNGSMETHODEN

Entspannungstechniken wie beispielsweise Yoga, Meditation oder MBSR ▸ **siehe Seite 50** helfen optimal gegen chronische Überreizung. Wünschenswert wäre es, eine der Techniken regelmäßig in den Alltag zu integrieren, zum Beispiel morgens eine halbe Stunde zu meditieren oder mit Yoga- oder Qigong-Übungen in den Tag zu starten. Sie werden bald merken, dass Sie dadurch mit Reizsituationen grundsätzlich besser umgehen können.

MEDITATION

Tägliche Meditation ist nachgewiesenermaßen die nachhaltigste und effektivste Methode, um Körper und Geist in einen ruhigeren, entspannteren Grundzustand zu bringen. Die **Geh-Meditation** kann im Alltag helfen, reizüberflutete Situationen zu überstehen: Ob Sie sich plötzlich in einer Menschenmenge wiederfinden, in der U-Bahn oder im Supermarkt von Reizen überflutet werden oder auf dem Weg zu einem wichtigen Termin sind – drosseln Sie Ihr Tempo und wiederholen Sie in Gedanken die Wörter »rechts« und »links«. Setzen Sie den jeweils korrespondierenden Fuß vor den anderen. Diese Meditation konzentriert Ihre Gedanken und entspannt Körper und Geist.

ZUSÄTZLICH HILFT

Regelmäßige Ausdauerbewegung führt zur Ausschüttung von Glückshormonen und körpereigenen Opiaten, die beruhigen und Schmerzen ausschalten.

Unsicherheit

Vielleicht sind Sie immer stark, konsequent oder selbstsicher durchs Leben gegangen. Nun ist eine Veränderung eingetreten durch ein äußeres Ereignis wie eine Kündigung oder Trennung. Das würde jeden Menschen verunsichern, Sie als Hochsensiblen, der

Die Melisse ist ein geschätztes Mittel bei Ruhelosigkeit und Reizbarkeit.

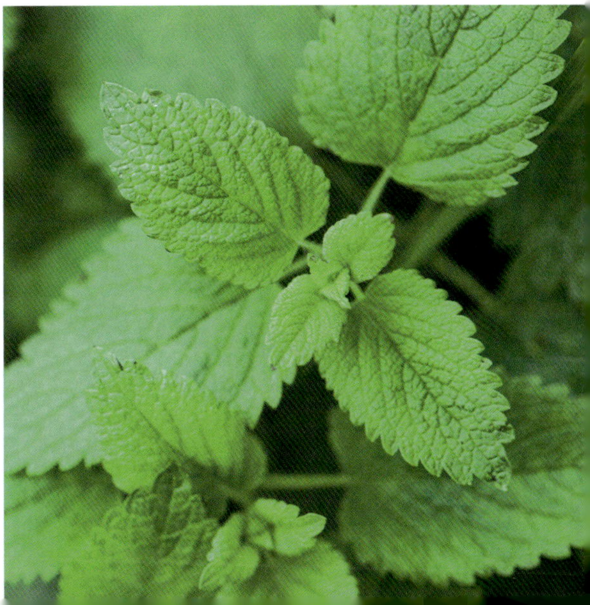

GLAUBENSSÄTZE

Unser Handeln wird von Einstellungen und Gedanken bestimmt, die einer Gedankenpolizei ähneln.

Glaubenssätze sind innere Sätze, die durch unsere Herkunft, Erziehung und gesellschaftliche Normen geprägt sind, wie »Sei immer höflich«, »Dies tut man nicht«, »Nur wenn man sich auf diese Weise benimmt, dann ist man ein guter Mensch«, »Reiß dich zusammen«. Bei Ihnen als Hochsensiblem ist es möglicherweise eine lange Liste. Es ist nicht einfach, diese tief verankerten negativen Glaubenssätze zu ändern. Um in die Kraft Ihrer Hochsensibilität zu kommen, sollten Sie aber die alten in neue positive Glaubenssätze »umschreiben«.

Alte Glaubenssätze (Beispiele)	Neue Glaubenssätze (Beispiele)
Ich bin ein Spielverderber, wenn ich nach dem Restaurantbesuch nicht mehr mit den Freunden in die Bar gehen möchte.	Der Restaurantbesuch war nett. Jetzt noch ein Barbesuch ist mir zu laut und zu anstrengend, und das ist völlig okay.
Ich bin nicht belastbar, wenn mich die Weihnachtstage mit zehn Familienmitgliedern in einem Haus stressen.	Es ist völlig in Ordnung, dass ich mich auch auf Familienfesten vor Reizüberflutung schütze. Ich darf mich für eine gewisse Zeit zurückziehen und Luft holen.
Ein dreistündiges Gespräch mit meiner besten Freundin erschöpft mich, ich bin eine schlechte Freundin.	Nach einem dreistündigen, intensiven Gespräch auch mit meiner besten Freundin bin ich erschöpft. Das darf auch so sein.
Ich bin ein schlechter Vater / eine schlechte Mutter, ein schlechter Sohn / eine schlechte Tochter. Ich muss mich sehr zusammenreißen, wenn alle gleichzeitig reden. Aber es ist schließlich meine Pflicht, bei der Familie zu sein.	Es strengt mich an, wenn zehn Familienmitglieder pausenlos durcheinanderreden. Es ist wichtig, dass ich mich für eine oder zwei Stunden aus dem Geschehen ausklinke, mich in ein Zimmer zurückziehe, oder wenn ich allein spazieren gehe.

sich die Dinge sehr zu Herzen nimmt, umso mehr. Auch die Erkenntnis, dass Sie hochsensibel sind, kann Sie verunsichern.

Selbstbehandlung

BACH-BLÜTEN

Cerato: Sie zweifeln an sich selbst, an Ihren Fähigkeiten sowie Ihrem Urteilsvermögen. Typisch für Sie ist, dass Sie eine wohlüberlegte, richtige Entscheidung aus Unsicherheit noch einmal überdenken und dann zum Negativen hin verändern.
Gentian: Erlittene Rückschläge, Hindernisse oder Verzögerungen verunsichern Sie, ein Vorhaben anzugehen. Sie glauben nicht mehr an sich selbst und sind auch gegenüber Ihrer Umwelt äußerst skeptisch.
Larch: Sie fühlen sich minderwertig und haben überhaupt kein Selbstvertrauen. Weil Sie daran zweifeln, dass Ihnen etwas gelingt, stellen Sie sich gar nicht erst der Aufgabe. Dabei besitzen Sie ein großes Potenzial.
Wild Oat: Sie sind mutlos und unsicher, langweilen sich und fühlen sich leer. Ihnen fehlen Ziel und Sinn im Leben. Sie sind aber durchaus begabt. Finden Sie heraus, in welchem Bereich Sie Ihre Begabung einbringen können.

HOMÖOPATHISCHE MITTEL

Lycopodium D6: Sie sind unsicher und hypochondrisch veranlagt. Sie werden zusätzlich schnell wütend. Frische Luft tut gut.

PHYTOTHERAPEUTISCHE MITTEL

Schafgarbe *(Achillea millefolium)* wirkt gegen Unsicherheit.
Eisenkraut *(Verbena officinalis)* hilft bei Unsicherheit, Traurigkeit und Angst.
Wermut *(Artemisia absinthium)* empfiehlt sich bei Unsicherheit und offenen Fragen.

Verzweiflung

Wenn wir absolut keinen Ausweg aus einer Situation sehen und uns die Hoffnung nach irgendeinem Licht am Ende des Tunnels abhanden gekommen ist, dann sind wir zu Recht verzweifelt. Was auch immer es ist: eine berufsbedingte Kündigung, eine Trennung, die Diagnose einer schweren Krankheit, der Tod eines geliebten Menschen, ein gesperrtes Bankkonto, Einsamkeit, das Feststecken in einer Lebenssituation. Verzweiflung ist das Gefühl, nicht mehr weiterzuwissen, körperlich und psychisch am Ende zu sein. Nehmen Sie Ihren Zustand, Ihre Verzweiflung, ernst. Bleiben Sie nicht allein, bitten Sie um Hilfe. Rufen Sie ein Familienmitglied, einen Freund, einen Arbeitskollegen, den Hausarzt oder zur Not eine Hotline oder Seelsorgenummer an, um über Ihre verzweifelten Gedanken reden zu können. Aussprechen zu können, was einen bewegt, lindert die erste Not und öffnet Perspektiven, auch wenn Sie sich das im Zustand Ihrer Verzweiflung kaum vorstellen können. Freunde und Familie sind vielleicht ahnungslos, vor allem, wenn Sie dazu neigen, die Dinge immer mit sich selbst auszumachen. Nun aber sind Sie verzweifelt, darum greifen Sie zum Telefonhörer. Jetzt!

Selbstbehandlung

BACH-BLÜTEN

Notfalltropfen: Nehmen Sie alle 30 Minuten 2 Tropfen ein.

Elm: Sie fühlen sich von der ganzen Verantwortung, die auf Ihren Schultern lastet, vollkommen überfordert. Dabei sind Sie ein sehr fleißiger Mensch, der durchaus bereit ist, große Verantwortung zu übernehmen. Aber diese ist jetzt zu viel, die Situation lässt Sie verzweifeln.

Larch: Sie trauen sich selbst nichts zu. Das lässt Sie verzweifeln. Sie denken, dass Sie versagt haben, und fühlen sich mutlos.

Pine: Sie glauben immer, Sie hätten es noch besser machen können. Die Selbstvorwürfe und Schuldgefühle lassen Sie verzweifeln.

HOMÖOPATHISCHE MITTEL

Anacardium D12: Sie sind verzweifelt. Die Beschwerden bessern sich, wenn Sie etwas zu sich nehmen.

Arsenicum album D12: Ihnen geht es seelisch nicht gut. Sie möchten nicht allein sein, die Anwesenheit anderer Menschen beruhigt Sie und bessert Ihren Zustand.

Aurum metallicum D6, auch C9: Sie sind verzweifelt, enttäuscht und fühlen sich wertlos. Dieses Mittel kann Sie unterstützen, Ihr Vertrauen wiederzuerlangen.

Ignatia C9: Sie sind verzweifelt, vielleicht auch verärgert. Trauer kann eine Ursache dafür sein.

MEIN PERSÖNLICHER TIPP

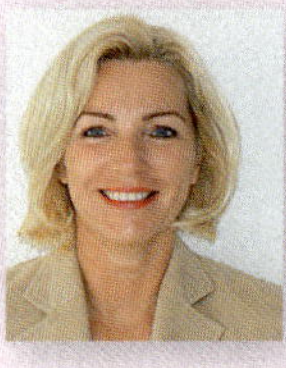

SO KOMMEN SIE AUS DER WUT-FALLE

- Gestehen Sie sich ein, dass Sie wütend sind, und verzeihen Sie sich diese Wut.
- Geben Sie der Wut keine Macht über sich. Bleiben Sie in Ihrer Kraft, dann sind Sie weder Opfer, noch haben die anderen, die Sie wütend machen, Kontrolle über Sie.
- Lächeln Sie die Wut weg. Das klingt erst einmal absurd, aber je öfter Sie der Wut ein Lächeln entgegensetzen, desto schneller wird diese schon im Ansatz ausgeglichen werden durch ein positives Gefühl.
- Formulieren Sie statt Forderungen Wünsche. Weder die anderen noch Sie »sollen« oder »müssen«. Sagen Sie lieber: »Es wäre schön, wenn ...«, »Ich wünsche, dass ...«. Werden diese Wünsche nicht erfüllt, ist die Enttäuschung angemessen.

PHYTOTHERAPEUTISCHE MITTEL

Gänseblümchen *(Bellis perennis)*: Sie fühlen sich klein und schwach und haben das Gefühl, Unrecht erlitten zu haben.
Jasmin *(Jasminum officinale)* ist nervenstärkend und löst seelische Verkrampfungen.

Wut

Es gibt zwei Hauptthemen für Wut: Man fühlt sich persönlich angegriffen und respektlos behandelt, oder das Gegenüber handelt nicht so, wie man sich das vorstellt und für richtig hält.
Wenn wir wütend sind, weil wir uns respektlos behandelt oder persönlich angegriffen fühlen, dann unterstellen wir dem anderen eine böse Absicht. Je geringer unser Selbstwertgefühl ist, desto eher und stärker glauben wir in einer Situation, dass wir persönlich angegriffen und absichtlich gekränkt wurden. Oft hat das Verhalten des Gegenübers jedoch ganz andere Gründe – Ursachen, die überhaupt nichts mit uns zu tun haben: Gedankenlosigkeit, eigener Ärger, Ablenkung, Unkonzentriertheit. Hinterfragen Sie den Grund Ihrer Wut: Hat der andere wirklich Sie persönlich gemeint, angegriffen, missachtet oder übergangen?
Wenn wir wütend sind, weil die anderen unsere Forderungen nicht erfüllen, so sollten wir uns fragen, ob unsere Forderungen berechtigt sind. Stellen wir eventuell zu hohe Ansprüche auch und insbesondere an uns selbst. Sind diese Ansprüche vielleicht gar nicht erfüllbar. Vielleicht sind die Forderungen so hoch, dass sie an der Realität scheitern müssen. Fragen Sie sich, ob die Wut, die Sie in Bezug auf andere spüren, Wut auf Sie selbst sein kann, und setzen Sie sich gegebenenfalls damit auseinander.

Selbstbehandlung

BACH-BLÜTE

Holly: Negative Gefühle wie Hass, Wut und Eifersucht sind Ihnen sehr vertraut. Sie sind empfindlich und schnell gekränkt und können zwar gut austeilen, aber schlecht Kritik einstecken.

HOMÖOPATHISCHE MITTEL

Ignatia D12: Sie leiden unter unterdrückter Wut, Kummer und Enttäuschung. Nichtigkeiten kränken Sie.
Nux vomica D12: Sie dulden keinen Widerspruch, sind leicht gereizt und verstimmt. Laute Geräusche ertragen Sie gar nicht.

> »Nehmen Sie die Menschen, wie sie sind. Andere gibt es nicht.«
>
> KONRAD ADENAUER

Bücher, die weiterhelfen

Aron, E. N.
Das hochsensible Kind: Wie Sie auf die besonderen Schwächen und Bedürfnisse Ihres Kindes eingehen.
mvg Verlag

Aron, E. N.
Hochsensibilität in der Liebe. Wie Ihre Empfindsamkeit die Partnerschaft bereichern kann.
mvg Verlag

Aron, E. N.
Sind Sie hochsensibel?
mvg Verlag

Roemer, C.
Ich bin wie ich bin. Hochsensible Menschen berichten aus ihrem Leben.
Schibri Verlag

Aus dem GRÄFE UND UNZER VERLAG

Drees, Dr. med. A./Stüllenberg, R.
Burnout naturheilkundlich behandeln.

Froböse, Prof. Dr. I.
Energieturbo Pause. Stress stoppen, richtig abschalten, kraftvoll neu starten.

Grünwald, Dr. J./Jänicke, C.
Grüne Apotheke.

Heepen, G. H.
Die sanften 3 der Naturheilkunde.

Heintze, A.
Ich spüre was, was du nicht spürst. Wie Hochsensible ihre Kraftquellen entdecken.

Hoffmann, U.
Meditation.

Hoffmann, U.
Mini-Meditationen.

Iding, D.
Achtsamkeit.

Kunze, P.
Nein-Sagen.

Mertens, W./Oberlack, H.
Qigong.

Nussbaum, C.
Zeitmanagement.

Rubin, Y.
Selbstbewusstsein.

Schlüter, C.
Kraftquellen für den Alltag.

Seethaler, S.
Schenk dir eine Atempause.

Siewert, A.
Natürliche Psychopharmaka.

Siewert, A.
Pflanzliche Antibiotika.

Sommer, S.
Homöopathie. Das Basisbuch.

Trökes, A.
Der kleine Alltags-Yogi.

Trökes, A.
Yoga. Mehr Energie und Ruhe.

Waesse, H./Kyrein, M.
Yoga für Einsteiger.

Wagner, Dr. F.
Akupressur. Ganz einfach die Selbstheilungskräfte aktivieren.

Wagner, Dr. F.
Akupressur. Heilung auf den Punkt gebracht.

Wenzel, M.
Meine besten Heilpflanzen-Rezepte für eine gesunde Familie.

Wiesenauer, Dr. med. M./Kirschner-Brouns, Dr. med. S.
Das große Homöopathie-Handbuch.

Adressen, die weiterhelfen

Informations- und Forschungsverbund Hochsensibilität e. V. (IFHS)
Daimlerstraße 5,
44805 Bochum
www.hochsensibel.org
Wissenschaftliche Informationen, Vernetzung forschender Wissenschaftler, Unterstützung lokaler Aktivitäten

Therapeuten

www.therapie.de
Suchmaschine für Psychotherapeuten, Psychologen, Ärzte, Heilpraktiker für Psychotherapie sowie gute Hintergrundinformation zu den verschiedenen Therapieformen und Diagnosen

Selbsthilfegruppen

www.sensibel-beraten.de
(Berlin)

www.hsp-muenchen.de
(München)

www.zartbesaitet.net
(Wien)

www.treffpunkt-hochsensibilitaet.de
Forum für Hochsensible

Internet-Links

www.hsu-hh.de/diffpsych/index_OWJIApeWbV9D3FuX.html
Informationen zum Forschungsprojekt von Sandra Konrad ▸ **siehe Seite 11** zum Thema Hochsensibilität im Fachbereich Persönlichkeitspsychologie an der Universität der Bundeswehr in Hamburg

www.sensibel-beraten.de
Website von Cordula Roemer (Deutschland)

www.zartbesaitet.net
Website von Georg Parlow (Österreich)

www.hochsensibilitaet.ch
Website von Marianne Schauwecker-Alb (Schweiz)

www.hochsensibilitaet.org
Informationsseite für hochsensible Menschen

www.hsp-kongress.ch
Website des 1. Wissenschaftskongresses zum Thema Hochsensibilität im deutschsprachigen Raum, unter »Kongress 2015 / 2016, Kongressdokumentation« finden Sie alle wissenschaftlichen Vorträge.

www.hsperson.com
Website von Elaine Aron (USA)

www.aurum-cordis.de
Informationsseite zum Stand der Forschung um das Thema Hochsensibilität

Entspannungstechniken

www.meditation.de
Informations- und Suchmaschine zur Transzendentalen Meditation. Unter »Wo kann ich TM lernen« finden Sie Adressen von Ausbildungszentren in Deutschland.

www.mbsr-verband.de
Website mit Adressen zu Achtsamkeitskursen

www.therapeuten.de
Suchmaschine und Informationen unter anderem zu EFT-Therapeuten

www.taiji-forum.de
Suchmaschine und Forum unter anderem für Tai-Chi und Qigong. Unter »Lehrer« finden Sie qualifizierte Ausbilder.

www.yoga-vidya.de
www.swissyoga.ch
www.yoga.at
Websites, über die Sie Yogalehrer finden.

Register

A

B

C/D

E

F

G

H

T

U

V

W

Y

Z

Impressum

Projektleitung:
Barbara Fellenberg
Lektorat: Angelika Lang
Bildredaktion: Nadia Gasmi
Layout: independent Medien-Design, Horst Moser, München
Umschlaggestaltung: h3a GmbH, Andreas Grassinger
Herstellung: Martina Koralewska
Satz: giesbeckdesign, München
Reproduktion: Repro Ludwig, Zell am See
Druck und Bindung: Schreckhase, Spangenberg

Printed in Germany

ISBN 978-3-8338-5316-6

1. Auflage 2017

Die GU-Homepage finden Sie unter www.gu.de

www.facebook.com/gu.verlag

GRÄFE UND UNZER

Ein Unternehmen der
GANSKE VERLAGSGRUPPE

Dank

Die Autorinnen danken der Phytotherapeutin Frau Birgit Schiffmann für die Beratung bei den Heilpflanzen.

Bildnachweis

360° DDP Images: S. 4, vordere Innenklappe re.; A1 Your Photo: S. 2, 48; Colourbox: S. 133; Davidova, Tatiana: S. 34; F1online: S. 5, 14, 20, 26, 36; Fotolia: S. 3, 44, 63, 74, 75, 76, 84, 101, 121, vordere Innenklappe li., hintere Innenklappe li., U2; gettyimages: S. 56, 78, 94, 98, 105, vordere Innenklappe Mi., U4 (beide); GU Archiv: S. 52 (seasons agency), 64, 103 (Johannes Rodach); Imago: S. 125; iStock: S. 6, 38, 54, 68, 81, 108, 127, hintere Innenklappe re. o.; Jump: S. 41; Kramp + Gölling: Titelbild, S. 40, 67; Masterfile: S. 50; Mauritius images: S. 8, 93, 114; panthermedia: S. 90; Plainpicture: S. 28, 32, 111; shutterstock: S. 73, 89, 95, 109, 115, 130, hintere Innenklappe re. u.; Teigler, Frank: S. 85, 86; www.aurasomashop.at: S. 118
Illustration: Claudia Lieb

Syndication: seasons.agency

Wichtiger Hinweis

Die Gedanken, Methoden und Anregungen in diesem Buch stellen die Meinung bzw. Erfahrung der Verfasserinnen dar. Sie wurden von den Autorinnen nach bestem Wissen erstellt und mit größtmöglicher Sorgfalt geprüft. Sie bieten jedoch keinen Ersatz für persönlichen kompetenten medizinischen Rat. Jede Leserin, jeder Leser ist für das eigene Tun und Lassen auch weiterhin selbst verantwortlich. Weder Autorinnen noch Verlag können für eventuelle Nachteile oder Schäden, die aus den im Buch gegebenen praktischen Hinweisen resultieren, eine Haftung übernehmen.

QUALITÄTS GU GARANTIE

Liebe Leserin, lieber Leser,

haben wir Ihre Erwartungen erfüllt? Sind Sie mit diesem Buch zufrieden? Haben Sie weitere Fragen zu diesem Thema? Wir freuen uns auf Ihre Rückmeldung, auf Lob, Kritik und Anregungen, damit wir für Sie immer besser werden können.

GRÄFE UND UNZER Verlag
Leserservice
Postfach 86 03 13
81630 München
E-Mail:
leserservice@graefe-und-unzer.de

Telefon: 00800 / 72 37 33 33*
Telefax: 00800 / 50 12 05 44*
Mo–Do: 9.00 – 17.00 Uhr
Fr: 9.00 – 16.00 Uhr
(gebührenfrei in D, A, CH)*

Ihr GRÄFE UND UNZER Verlag
Der erste Ratgeberverlag – seit 1722.

Umwelthinweis

Dieses Buch wurde auf PEFC-zertifiziertem Papier aus nachhaltiger Waldwirtschaft gedruckt.

Mehr Energie, mehr Wohlbefinden!

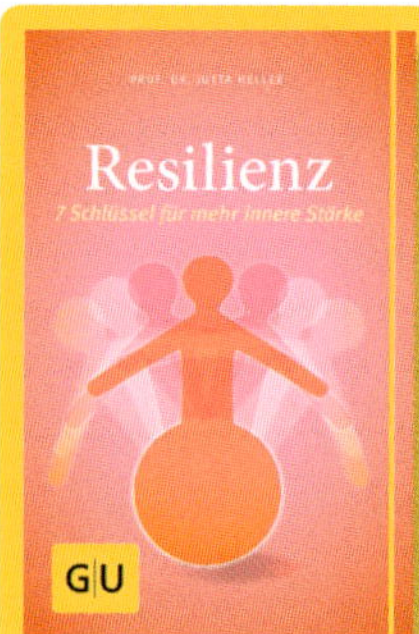

ISBN 978-3-8338-2735-8

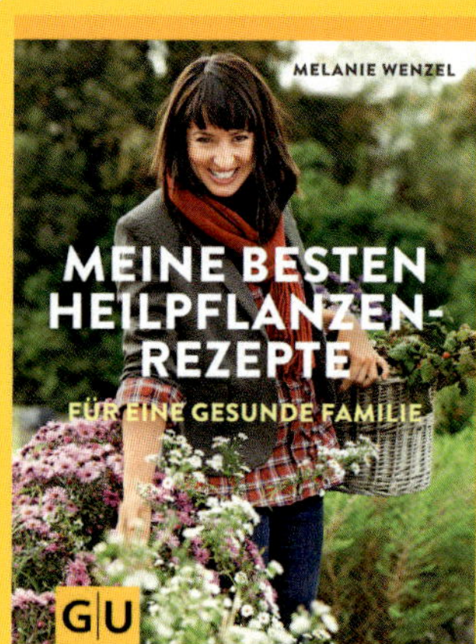

ISBN 978-3-8338-2616-0

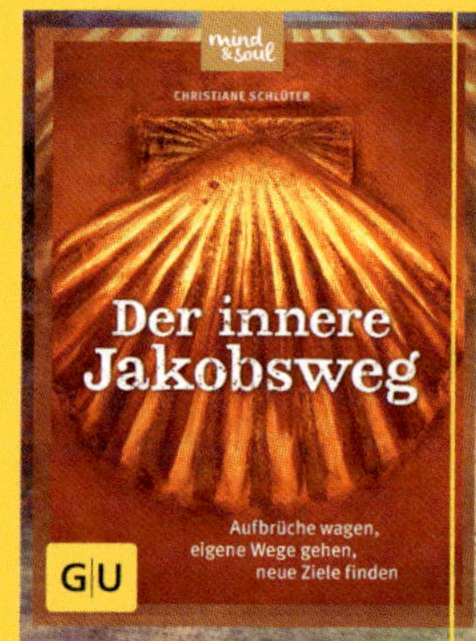

ISBN 978-3-8338-3419-6

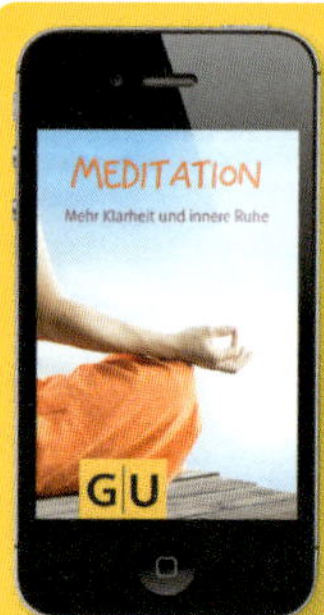

Laden im App Store

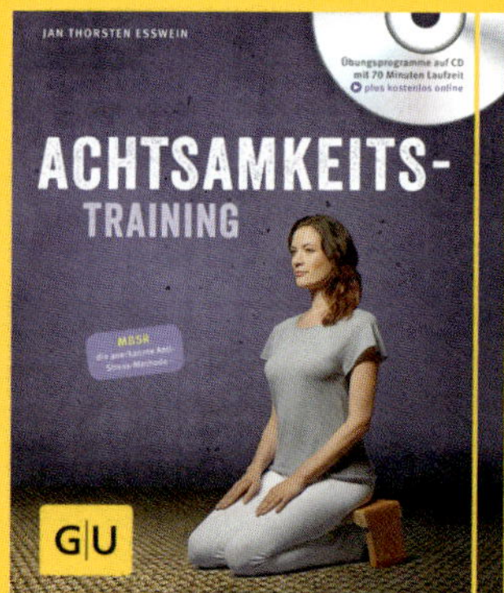

ISBN 978-3-8338-4829-2

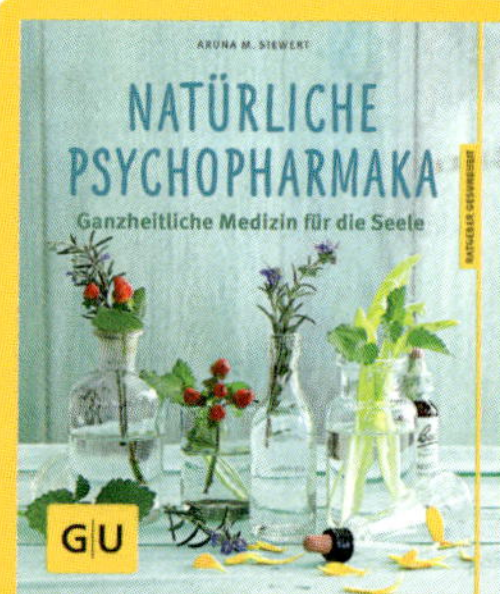

ISBN 978-3-8338-4562-8

Alle hier vorgestellten Bücher sind auch als eBook erhältlich.

Mehr von GU auf **www.gu.de** und
facebook.com/gu.verlag

G|U

Willkommen im Leben.